Hexenzauber

IRMI HOCHHEIMER

Hexen ZAUBER

Mutmachmärchen für Mädchen

Donna Vita

Die Deutsche Bibliothek - CIP-Einheitsaufnahme
Hochheimer, Irmi:
Hexenzauber · pädagogogisch-therapeutische Materialien für Mädchen / Irmi Hochheimer. - 1. Aufl. - Ruhnmark : Donna Vita, 1996
ISBN 3-927796-45-X

Postfach 5 - Post Husby
D - 24973 Ruhnmark

1. Auflage 1996

Illustrationen: Gesine Hansen
Lektorat: Barbara Weiner, Norderney
Satz und Gestaltung: Petra Massolle · Texte & Zeichen, Lutzhöft
Druck: teritéka, Budapest/Ungarn

Dank

Meinem Buch voranstellen möchte ich einen Dank an meine Töchter Christina und Cornelia Westerhoff. Mit Spannung verfolgte ich ihre Reaktionen. Ihre Ideen und ihre Kritik waren mir ein ebenso willkommener Spiegel wie die Bilder, die unter ihren Händen zu meinen Geschichten wurden.

Mit Freude nahm ich die positive Begleitung und Unterstützung meines Lebensgefährten Jürgen Kubatschek entgegen.

Den Mut, in schwierigen Zeiten nicht aufzugeben, erhielt ich von meiner Therapeutin Frau Dr. Böttcher-Uhlen. Diesen vier Personen bin ich für ihre Unterstützung sehr dankbar, und sie sollen deshalb nicht unerwähnt bleiben.

Irmi Hochheimer

Im Juli 1996

Inhalt

Einleitung

Dieses Buch soll eine praktische Hilfe für die präventive und aufdeckende Arbeit mit Mädchen zum Thema sexueller Mißbrauch sein. Mädchen ab fünf Jahren lernen anhand von Märchen stufenweise, Erfahrungen und Erlebnisse, die mit sexuellem Mißbrauch in Zusammenhang stehen, zu identifizieren. Sie lernen, diese Erfahrungen einzuordnen, zu bewerten, darüber zu sprechen und Hilfe zu suchen.
Das Buch ist so konzipiert, daß es von Pädagoginnen und Pädagogen in Schulen, Kindergärten und Spielkreisen in der Gruppenarbeit oder im Einzelgespräch eingesetzt werden kann. Auch Mütter oder Väter können auf der Grundlage der Märchen mit ihren Töchtern das Thema Mißbrauch besprechen und versuchen, ihnen auf diesem Weg mehr Sicherheit und Schutz vor sexuellem Mißbrauch zu geben.
Die Märchen sollen vorgelesen und die Inhalte im gemeinsamen Gespräch aufgearbeitet werden. Eine Hilfestellung liefern hierbei die konkreten Hintergrunderklärungen. Arbeitshinweise und Vorschläge für Aktivitäten, die im Zusammenhang mit dem jeweiligen Märchen stehen, helfen, das Thema zu vertiefen und zu verarbeiten.

1. Warum Märchen?

Die Literaturform Märchen wurde bewußt gewählt, da Märchen eine breite Altersgruppe ansprechen. Realität und Phantasie ergänzen einander und nehmen der Handlung die Bedrohlichkeit. „Zauberhaftes“ hilft bei der Problemlösung.

2. Ziel

Die Märchen sollen eine Hilfestellung geben, das Thema sexueller Mißbrauch mit Mädchen besprechbar zu machen. Vor dem Hintergrund der Geschichten können die verschiedenen Aspekte von Mißbrauch erörtert werden. Voraussetzung ist, daß die Mädchen Kenntnisse über ihren Körper erwerben und lernen, daß sie ein

Recht auf (sexuelle) Selbstbestimmung haben: Jedes Mädchen kann und darf selbst entscheiden, mit wem sie wann welche Zärtlichkeiten austauscht. Nur, wenn Mädchen ein Wissen darum haben und sensibel für das Überschreiten der von ihnen gesetzten Grenzen sind, können sie Erlebnisse einordnen, sich abgrenzen, sich Hilfe holen.

3. Zielgruppe

Mit den Geschichten sollen Mädchen zwischen fünf und zehn Jahren angesprochen werden. Sowohl betroffene als auch nicht betroffene Mädchen zeigen Interesse an dieser Thematik. Die betroffenen erleben, daß sie mit ihren – bisher verschwiegenen – Erlebnissen nicht allein sind. Die nicht betroffenen Mädchen erhalten durch die Geschichten und die gemeinsame Aufarbeitung des Inhalts nicht bloß eine Warnung vor „dem bösen Fremden“, sondern genaues Wissen über Taten, Täter und Tatorte. Mit diesem Wissen können die Mädchen sich besser schützen.

Die Geschichten sind nicht für Jungen, sondern speziell für Mädchen konzipiert. Mädchen erleben und verarbeiten sexuellen Mißbrauch anders als Jungen. Sie reagieren eher ängstlich und defensiv, während sich Jungen häufig aggressiv und destruktiv zeigen. Unsicherheiten und Ängste voreinander können die Folge sein. Sie wirken blockierend und haben sowohl bei den Mädchen als auch bei den Jungen eine größere Verschlossenheit zur Folge. Aus diesem Grund halte ich eine koedukative Präventions- und Aufdeckungsarbeit für ungünstig.

Mädchen können sich miteinander identifizieren, sich gegenseitig unterstützen und ermutigen. Es ist wichtig, ihnen einen Rahmen zu bieten, in dem sie zu ihren Gefühlen stehen können.

4. Mein Zugang zum Thema

Als Heilpädagogin arbeite ich diagnostisch und spieltherapeutisch mit Mädchen und Jungen, die von sexuellem Mißbrauch betroffen sind. Immer wieder wird mir dabei deutlich, wie wichtig für Kinder der Schritt ist, sich mitzuteilen. Wenn das gelungen ist, fühlen sie sich oft so, als sei eine Last von ihnen genommen. Sie können wieder fröhlich und aufgeschlossen sein. Ich weiß aus eigener Erfahrung, wie wichtig es ist, Unterstützung zu finden, Menschen zu haben, die einem glauben und helfen.

In Beratungsgesprächen mit Müttern, Vätern und Fachleuten erlebe ich immer wieder, wie hilflos und ohnmächtig auch sensible Erwachsene bei einer Konfrontation mit dem Thema sexueller Mißbrauch sind. Doch nur wenn Erwachsene sich eindeutig auf die Seite betroffener Mädchen und Jungen stellen, kann für die Kinder Sicherheit wachsen.

Auch die Beteiligten an Gerichtsverfahren müssen lernen, Einfühlungsvermögen für Mädchen und Jungen zu entwickeln, die im Zeugenstand stehen. Die Atmosphäre in einem Gerichtssaal mit der ungewöhnlichen Raumgestaltung und den in schwarze Roben gekleideten Menschen macht Kindern angst. Wenn sie zusätzlich in Gegenwart des Täters über ihre Mißbrauchserlebnisse berichten müssen, reagieren sie mit Furcht und Verunsicherung. (Es gibt die Möglichkeit, den Täter während der Anhörung des Kindes aus dem Gerichtssaal zu schicken.)

Vielen Richterinnen und Richtern mangelt es an Verständnis für die Mädchen und Jungen. Ihre Fragestellungen überfordern die Kinder und können von ihnen zum Teil nicht richtig erfaßt werden. Ohnehin fällt es Kindern schwer, vor Fremden von schlimmen Erlebnissen zu erzählen, ohne vorher Vertrauen gefaßt zu haben. So kommt es immer wieder zu Verfahrenseinstellungen, weil die Mädchen und Jungen in der Gerichtssituation nicht mehr den Mut haben zu berichten. Die Kinder müssen unterstützt und nicht eingeschüchert werden.

5. Prävention und aufdeckende Arbeit mit Mädchen

Prävention und Aufdeckung haben eine gemeinsame Grundlage.

Um Mädchen *von vornherein* vor sexuellem Mißbrauch zu schützen, müssen wir ihnen Wissen um Mißbrauch vermitteln. Die Mädchen müssen erkennen, wovon sie sich abgrenzen dürfen. Sie müssen lernen einzuordnen, was sie erfahren.

Auch Mädchen, die Mißbrauch *schon erlebt haben,* werden durch die präventive Arbeit zu Mädchen, die nun ihre Erfahrungen einordnen und bewerten können. Deshalb ist mit dieser Arbeit ein Hinhören auf das verbunden, was die Mädchen uns sagen, wenn wir sie ermutigen, sich mitzuteilen, und ihnen die Erlaubnis geben, über etwas zu reden, was in der Regel durch Täter und durch die Gesellschaft mit Schweigen belegt ist.

Ich trenne die Bereiche Prävention und aufdeckende Arbeit bewußt nicht voneinander. Denn die präventive Arbeit, das heißt die Arbeit mit nicht betroffenen Mädchen, hat primär das Ziel, diese vor eventuellen zukünftigen Mißbrauchsversuchen zu schützen. Andererseits erhalten Mädchen, die einen bereits an ihnen verübten Mißbrauch bisher noch nicht offenbart haben, im Sinne einer sekundären Prävention zusätzlich die Möglichkeit, Signale zu geben, sich mitzuteilen und Hilfe zu bekommen. So mündet die primär präventive Arbeit bei betroffenen Mädchen in eine primär aufdeckende Arbeit.

6. Geschichten auf der Grundlage realer Gegebenheiten

Die Grundideen der Geschichten basieren auf typischen Situationen aus der Wirklichkeit. Tatorte, Täter, Vorgehensweise und Opfersituation sind der Realität nachempfunden. Ich habe versucht, eine Vielzahl von

Variationen möglicher Übergriffe darzustellen, um eine gute Grundlage für die Arbeit mit Mädchen zu erstellen.

Die Reihenfolge, in der die Geschichten den Mädchen vorgelesen und mit ihnen besprochen werden sollen, ist nicht beliebig. Ihre Themen bauen systematisch aufeinander auf.

1. Geschichte: Der Körper steht an erster Stelle, da Wissen über den Körper eine Grundlage ist für den Schutz vor sexuellem Mißbrauch und für dessen Aufdeckung.

2. Geschichte: Gefühle sind Gegenstand des zweiten Märchens. Sexuelle Übergriffe lösen vielfältige Gefühle aus, die die Mädchen nicht immer einordnen können.

3. Geschichte: Berührungen am Körper lösen angenehme oder unangenehme Empfindungen aus. Mädchen müssen bestärkt werden hinzuspüren.

4. Geschichte: Dann erst können die Mädchen ***nein sagen*** lernen, und dieses Nein muß in der alltäglichen Erziehung Unterstützung finden. Auch Kinder dürfen Grenzen setzen. Erwachsene müssen diese Grenzen respektieren, statt willkürlich selbst darüber zu bestimmen.

5. Geschichte: Fälle, in denen Mädchen Mißbrauch nicht konkret benennen können, verunsichern sehr. Häufig fühlt ein Mädchen nur eine vage Unannehmlichkeit. Blicke, verbale Anspielungen, Umdeutungen z. B. von Pflegehandlungen lassen nur eine ***intuitive Wahrnehmung*** zu.

6. Geschichte: Letztendlich bleiben die Mädchen dann mit dem ***Geheimnis,*** dem Erleben des Mißbrauchs, alleine. Deshalb sollte immer geklärt werden, daß Bauchwehgeheimnisse nie von selbst aufhören, weh zu tun, und daß es hilft, sich mitzuteilen.

7. Geschichte: Hilfe kann gegeben werden, wenn Mädchen sie benötigen und suchen. Eine Hilfe ist es, mit ihnen über sexuellen Mißbrauch ins Gespräch zu kommen. Die erwachsene Person braucht dabei Ohren, die genau zuhören, und Augen, die genau hinschauen. Sie muß auf der Seite der Mädchen stehen, um ihnen zu helfen, wenn sie ohnmächtig sind, oder um sie vor der Ohnmacht zu schützen.

8. Geschichte: Nur ***selbstbewußte*** Mädchen, die ihren Körper kennen, die ihren Gefühlen vertrauen, die Mißbrauch einordnen können, die um die Kraft des Wortes „nein“ wissen, die schöne Geheimnisse von Bauchwehgeheimnissen unterscheiden können, die wissen, wie sie sich Hilfe holen können, nur diese Mädchen sind vielleicht in der Lage, einen Mißbrauch zu beenden.

7. Arbeitsweise

Jedes der Märchen behandelt einen bestimmten Aspekt des Mißbrauchs. Diese Aspekte spiegeln Alltägliches im Leben vieler Kinder wider. Der Umgang mit dem Thema sexueller Mißbrauch muß deshalb zwanglos und offen sein. Zur eigenen Sicherheit sollte die Erzählerin oder der Erzähler die Märchen vor den Arbeitsstunden

durchlesen und sich auf die Thematik und die angesprochenen Probleme einstellen.
Um das Thema Mißbrauch in der Gruppe besprechbar zu machen, ist es wichtig, die Mädchen nicht mit den Geschichten alleine zu lassen. Deshalb sollten die Geschichten vorgelesen werden. Danach kann, wie in den Arbeitsvorschlägen angeregt, gemeinsam themenbezogen gearbeitet werden.
Eine ganz wichtige Funktion besitzen Gespräche. Sie müssen zum Ziel haben, daß die Mädchen verstehen lernen, was sexueller Mißbrauch ist. Die Geschichten in diesem Buch bieten zahlreiche Anlässe zum gemeinsamen Gespräch. Dabei sollte den Mädchen eine kindgemäße, umschreibende Erklärung des Begriffs sexueller Mißbrauch gegeben werden. Eine erste Erklärung könnte zum Beispiel so klingen:

Es gibt Erwachsene, die machen mit Mädchen ganz komische Sachen. Oft sind es Männer, die so etwas tun. Sie streicheln an Stellen, wo ein Mädchen eigentlich nicht gestreichelt werden möchte, oder sie kitzeln und kraulen da. Das fühlt sich irgendwie anders an. Hast du eine Idee, was das für Stellen sein könnten? Manche wollen auch selbst von Mädchen angefaßt werden an Stellen, wo es ganz doof ist, Erwachsene anzufassen.
Überhaupt gibt es Männer, die sich anders verhalten: Sie küssen Mädchen anders, sie kuscheln anders, und dann sollen die Mädchen mit niemandem darüber reden. Sie sagen, daß es schön ist, daß es ein Spiel ist, aber die Mädchen spüren, daß das nicht stimmt.
Wenn Erwachsene so etwas machen, nennt man das sexuellen Mißbrauch. Es ist verboten. Niemand darf das mit Mädchen machen, weil sie davon Angst bekommen oder Bauchschmerzen oder schlimme Träume.

Bedacht werden muß bei einer Erklärung außerdem, daß Übergriffe auch in Form von Blicken, verbalen Anspielungen oder durch das Zeigen von Pornovideos stattfinden können.
Es ist hilfreich, im Rahmen der Gespräche Handpuppen einzusetzen. Eine ausdrucksstarke oder charakteristische Handpuppe mit beweglichem Mund (z. B. von Folkmanis© – siehe Anhang) kann die führende Rolle im Gespräch übernehmen. Denn für die Mädchen und die Erzählerin ist es häufig leichter, über heikle Themen zu sprechen, wenn ein Mittler einbezogen wird. Ein Bär kann brummig hinterfragen und, wenn das Thema zu bedrohlich wird, sich Gedanken über seinen Honig, den Winter oder seine Höhle machen. Sowohl die Mädchen als auch die Erzählerin können den Bär etwas fragen oder von ihm gefragt werden. Jede Rolle ist möglich. Wichtig ist jedoch, daß die Gesprächsleiterin mit der Handpuppe vertraut ist, sich bewußt macht, welchen Charakter sie der Figur zuordnet und welche Zielsetzung sie im Spiel verfolgt. So kann das Dinosaurierbaby neugierig und dumm sein, die Hexe allwissend. Sie sollte aber darauf vorbereitet sein, daß das Mädchen dieses

Bild nicht teilt. Wählt eines der Mädchen die Handpuppe aus, wird sie selbst deren Charakter und Rolle bestimmen. Die Gesprächsleiterin nimmt den Wunsch des Mädchens auf und reagiert entsprechend darauf.
Bei dem Einsatz von Handpuppen ist zu beachten, daß sich der Blick der Puppenspielerin auf die Puppe richtet, denn dann nehmen auch die Mädchen Blickkontakt mit der Puppe auf und fühlen sich unbeobachtet.
Beim anschließenden aktiven Gestalten sind der Kreativität keine Grenzen gesetzt. Alles was in den Themenbereich oder zum Märcheninhalt paßt, kann mit einfließen. Auch Liedmaterial, Spiele, Bücher können zum Einsatz kommen. (Vgl. Eliana Gil, Mainz 1993)
Die Gesprächsleiterin oder der Gesprächsleiter sollten sich um einen entkrampften Umgang bemühen. Das Thema soll nicht schwer und drückend, sondern leicht und lustig wie auch ernsthaft und wichtig behandelt werden. Präventives Arbeiten soll Spaß machen.
Erst wenn ein Mädchen im Verlaufe der Arbeit Signale und Informationen über einen sexuellen Mißbrauch preisgibt, verliert der Spaßaspekt vorübergehend seine Bedeutung. Zeigt ein Mädchen zum Beispiel besondere Betroffenheit durch Weinen oder Sich-Zurückziehen, durch ausdrückliches Ablehnen der Thematik oder intensives Nachfragen, verfügt sie über einen ungewöhnlichen Wissensstand über sexuellen Mißbrauch, so können dies, wie auch Besonderheiten der Körpersprache oder Stimme, Hinweise auf eine mögliche Betroffenheit sein. (Vgl. Jörg Fegert und Marion Mebes, Berlin/Ruhnmark 1993). Es ist wichtig, diesem Mädchen unterstützend zu begegnen. Wir müssen sie ermutigen, uns zu vertrauen und sich mitzuteilen. Wir müssen ihr das Gefühl vermitteln, daß wir ihr glauben, daß wir ihre Gefühlslage, ihre Ängste ernst nehmen. Das kann auch dadurch zum Ausdruck kommen, daß wir mit ihr flüstern (flüstern wirkt nicht so bedrohlich). Und wir müssen einem betroffenem Mädchen versichern, daß wir nichts gegen ihren Willen unternehmen oder einleiten werden.

Das Verhalten eines Mädchens im Zusammenhang mit dem sexuellen Mißbrauch darf nie negativ bewertet werden. Die eindeutige Bewertung des Täterverhaltens hingegen und das Zeigen von Wut darüber können das Mädchen unterstützen und befreiend auf sie wirken.

8. Sexueller Mißbrauch ist Kinderalltag

Sexueller Mißbrauch ist Alltag. Bei meiner Arbeit mit Müttern, deren Töchter oder Söhne sexuell mißbraucht wurden, fiel mir immer wieder auf, daß auch viele Mütter sich an sexuelle Übergriffe während ihrer Kindheit erinnern. Dies läßt den Rückschluß zu, daß die Dunkelziffer der Fälle sexuellen Mißbrauchs sehr hoch ist.
Wenn die Mütter durch die Erlebnisse ihrer Töchter erneut mit Mißbrauch konfrontiert werden, durchleben sie auch ihre eigenen Erinnerungen, Verletzungen und Ängste neu. Sie leiden mit ihren Töchtern und sind aus

diesem Leiden heraus oft nicht fähig, dem Täter klare Grenzen zu setzen. (Fachleute unterstellen diesen Müttern nicht selten Hysterie, weil es ihnen schwerfällt, ihr eigenes Erleben von dem der Tochter zu trennen.)

Gerade innerfamilialer Mißbrauch wird selten aufgedeckt. Zum einen wird er von den anderen Familienmitgliedern in der Regel nicht bemerkt. Zum anderen erleben Mädchen in dieser Situation den größten Schweigedruck, weil sie ihr Zuhause nicht verlieren möchten. Außerdem lernen die Mädchen, wenn auch ihre Mutter sich nicht von dem Täter abgrenzt, mißbräuchliche Übergriffe als „normal" anzusehen. Die Mädchen machen der Mutter dann oft den Vorwurf, daß sie die Schuld, zumindest eine Teilschuld, am Mißbrauch trage. Sie belasten ihre Mutter stärker als den Täter selbst, weil sie „es hätte merken müssen", weil sie die Signale nicht beachtet hat oder weil sie „dem Vater nicht gegeben hat, was er gebraucht hätte". Dabei wird die Beziehung der Mädchen zur Mutter oftmals gezielt vom Vater untergraben, so daß die Mädchen in ihr keine Vertrauensperson mehr sehen, die helfen könnte. (Vgl. Matthias Hirsch, Berlin 1990).

Ich spreche hier von Tätern, bin mir aber bewußt, daß sexuelle Übergriffe – wenn auch zu einem vergleichsweise geringen Anteil – ebenfalls von Frauen ausgeübt werden. Mit dem Wissen um diese Tatsache stehen wir noch relativ am Anfang. Dafür offene Augen und Ohren zu haben ist nicht einfach, aber ich sehe darin einen nicht zu verleugnenden Aspekt den wir in der parteilichen Arbeit mit einbeziehen müssen.

Mein Anliegen ist eine präventive und eindeutig parteiliche Arbeit mit Mädchen und Jungen und die Bereitschaft, sich auf das Thema Mißbrauch einzulassen. Ich möchte Sie einladen und ermutigen, hinzuhören und hinzusehen, wenn Kinder Signale geben und Hilfe suchen.

1. Geschichte
Das gezauberte Kind

Thema: Körper

Damit Mädchen über Mißbrauch sprechen können, müssen sie zunächst den menschlichen Körper kennen. Hierzu gehört auch die Fähigkeit zur Benennung der verschiedenen Körperteile in einer neutralen Situation. Gerade mißbrauchte Mädchen haben oft große Schwierigkeiten, bestimmte Begriffe zu benutzen, weil sie hiermit Erfahrungen verbinden, die ihnen peinlich und unangenehm sind. Auch haben sie häufig das Gefühl, daß schon allein mit dem Gebrauch solcher Begriffe die Gefahr einhergeht, etwas über einen Mißbrauch zu verraten.

Pädagogischer Hintergrund der Geschichte

Die Geschichte bietet eine neutrale Grundlage, um mit Mädchen über den Körper zu sprechen. Hemmungen können so abgebaut werden.
Die Gesprächsleiterin wird gemeinsam mit den Mädchen mögliche Bezeichnungen für die einzelnen Körperteile sammeln (vgl. Arbeitsvorschläge Seite 21). Sie sollte alle Vokabeln, die die Mädchen nennen, wertfrei in die Sammlung aufnehmen. Denn eine Wertung käme in manchen Fällen einer Abwertung gleich. Dies würde den Mädchen die Möglichkeit nehmen, belastende Worte wiederzugeben. Solche Worte können Hinweise auf bestimmte Erlebnisse und Erfahrungen sein. Nur bei neutraler Anteilnahme teilen Kinder sich mit.
Durch die Geschichte vollziehen die Mädchen die Ohnmacht nach, die Menschen empfinden, wenn etwas mit ihrem Körper geschieht, das sie selbst nicht mitbestimmen und beeinflussen können. Während der Aufarbeitung des Inhalts sollten unter diesem Aspekt die moralischen Grenzen zur Sprache kommen, die in der Beziehung zwischen zwei Menschen gezogen und respektiert werden müssen.

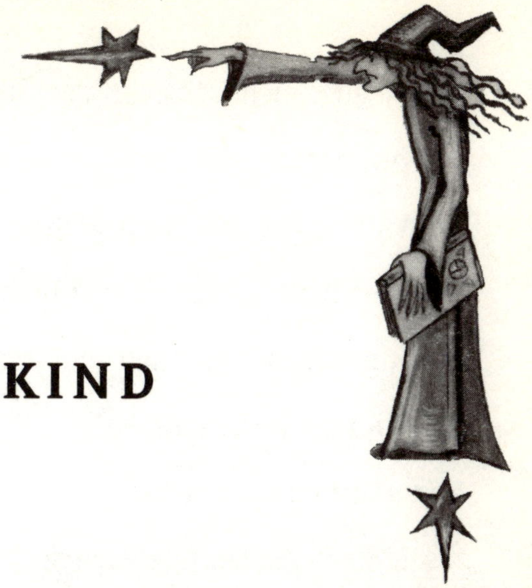

DAS GEZAUBERTE KIND

Nebel kroch über die Erde. Träge schob der Wind bunte Blätter vor sich her, und das Licht machte allmählich der Dunkelheit Platz. Wie jedes Jahr um diese Zeit versammelten sich die Hexen bei den alten Weiden am toten Rheinarm. Sie erzählten einander von alten Zeiten und übertrafen sich mit Prahlereien über ihre Zauberkünste.

Der Höhepunkt dieses Abends war das Hexen-Meisterzaubern. Drei der Hexen mußten gemeinsam einen außergewöhnlichen Zauber gestalten. Von Jahr zu Jahr suchten die Hexen in verstaubten Zauberbüchern nach immer ausgefalleneren und besseren Zaubereien.

So saßen nun drei beisammen, und die erste sprach: „In einem Buch meiner Urgroßmutter fand ich eine Formel, nach der man eine Blume herstellen kann, die so köstlich duftet wie keine Blume auf der Erde." Sie schloß die Augen und sog genüßlich den Wohlgeruch ein, der ihr beim Gedanken daran in die Nase stieg.

„Das ist nicht genug", meinte die zweite Hexe. „In den versteckten Papieren des großen Zauberers fand ich eine ganz besondere Zauberformel. Damit kann man einen Vogel erschaffen, der so schöne Lieder singt wie kein Vogel unter dem Himmel."

Die dritte Hexe wiegte nachdenklich den Kopf, erhob sich und ließ vernehmen:

„Das ist alles nicht schlecht, aber mir schwebt etwas viel Besseres vor." Sie schwieg, und gespannt blickten die beiden anderen zu ihr hoch.

Der Wind spielte mit ihrem Halstuch. Bedeutungsvoll zog sie einen vergilbten Zettel aus ihrer Tasche. Es war mucksmäuschenstill, bis sie endlich weitersprach:

„Laßt uns einen Menschen zaubern."

„Das ist doch verboten!"

„Wie willst du das machen?"

„Solch einen Zauber gibt es nicht!"

„Laß das bleiben, das ist nicht gut!" So warnten die beiden anderen Hexen.

Doch schließlich einigten sich die drei, es dennoch zu wagen. Denn der Reiz, einen richtigen Menschen zu zaubern, war einfach zu groß. Aufgeregt gingen sie ans Werk. Zuerst mußten die Hexen einen menschlichen Körper auf ein Blatt Papier malen, so wollte es die Zauberformel. Doch schon gerieten sie in einen heftigen Streit.

„Ich will einen starken Mann."

„Nein, eine schöne Frau soll es werden!"

„Ein Kind wäre das beste, mit dem können wir alles machen, was wir wollen!

Ein Kind widerspricht nicht so schnell und läßt sich mehr gefallen."

Die Entscheidung fiel, und die Hexen malten den Körper eines Mädchens auf das Papier. Denn ein Mädchen konnte ihnen die Hausarbeit abnehmen. Sie würde lieb und brav sein und nicht so rüpelhaft und laut wie manche Jungen. Davon waren die Hexen fest überzeugt.

Für ihren Zauberbrei brauchten sie alle Zutaten der Hexenküche: Kröten, Mäuse, Spinnenbeine, Glibber, Matsch und Schleim. Das alles verrührten sie in einem Topf und zündeten ein großes Feuer darunter an. Sie rührten murmelnd mit drei Rührlöffeln den Brei. Er wurde heißer und heißer, bis er blubbernd kochte. Der aufsteigende Dampf änderte ständig seine Farbe. Erst dampfte es rot, dann blau, dann grün und gelb. Als der Dampf sich schließlich lila färbte, war der Brei fertig. Die Hexen nahmen drei Pinsel und strichen den zähen Zauberbrei auf den gemalten Mädchenkörper. Dabei murmelten sie immer wieder den Zauberspruch vor sich hin:

Hals und Kopf,
und der Schopf.
Brust und Bauch
natürlich auch.
Arme und Beine sind dabei,
Hände und Füsse, jeweils zwei,
Augen, Nase, Mund und Ohren,
Hexen haben sich verschworen.
Nabel, Po und Scheide,
hübsch versteckt im Kleide.

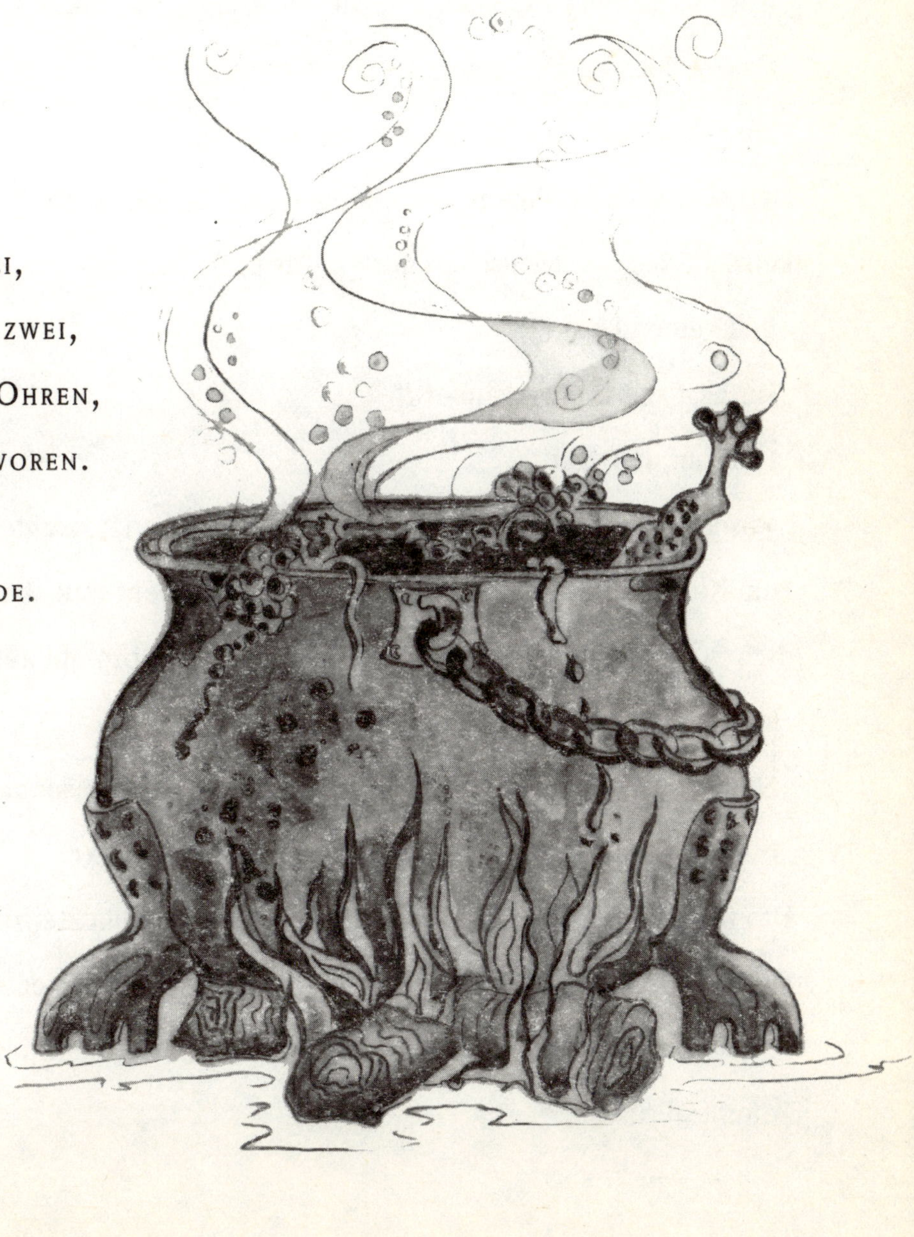

Als sie mit allem fertig waren, breiteten sie über ihrem Werk ein großes schwarzes Tuch aus und warteten genau sieben Minuten ab. Dann zogen sie das Tuch beiseite – und ein schönes kleines Mädchen lag vor ihnen. Die Hexen blickten verzückt auf das hübsche kleine Wesen hinunter. „Diese niedliche Nase, diese zärtlichen Augen", sprach die erste und faltete andächtig ihre Hände.

Die zweite streichelte dem Mädchen die Beine, und die dritte beugte sich hinunter und küßte sie mitten auf den Mund.

„Augenblick mal, vielleicht mag sie das nicht", wandte die erste Hexe ein.

„Das ist doch egal", entgegnete die zweite.

„Sie gehört jetzt uns", triumphierte die dritte.

Und schon waren die drei sich wieder uneins. Sie zankten miteinander und fanden keinen Frieden. „Menschen dürfen uns nicht gehören!"

„Red keinen Unsinn!"

„Du hast selbst mitgezaubert!"

„Hört auf, hört auf!"

„Falsche Hexe, du willst uns die Freude verderben", zischte schließlich die dritte, und zum Kind gewandt sprach sie: „So, mein Mädchen, nun steh mal schön auf und dreh dich in deinem Röckchen!" Das Mädchen sprang prompt auf, lachte laut und streckte der Hexe mit einem lauten „Bäh!" die Zunge heraus.

„Nun sei artig und komm her." Tatsächlich ging das Mädchen zur Hexe.

„Binde meine Schuhe neu!" bestimmte die dritte Hexe.

Das Mädchen beugte sich hinunter, und die Hexe blickte triumphierend in die Runde. Sie trug die Nase so hoch, daß sie gar nicht merkte, was da unten geschah. Und schon erteilte sie den nächsten Befehl: „Geh in die Stadt und hole mir ein Schälchen Pommes Frites."

„Nein!“ sprach das Mädchen nur, ging einen Schritt zurück und verschränkte trotzig die Arme.
Wütend wollte die Hexe auf sie zugehen und – fiel der Länge nach hin. Sie hatte nicht gemerkt, daß das Mädchen ihre Schnürsenkel miteinander verknotet hatte.
„Dummes Balg“, schimpfte die Hexe, „hör auf zu lachen, oder ich werde dir Beine machen!“
„Hast du doch schon“, erwiderte das Mädchen. „Hast mich gemacht, und nun bin ich da. Wirst mich so schnell nicht los. Bleibe bei dir, hab' Lust dazu!“
„Du denkst wohl, daß du mich ärgern kannst. Aber die Lust dazu wird dir noch vergehen.“ Die Hexe änderte nun ihren Plan und lockte mit lieblicher Stimme: „Möchtest du nicht etwas trinken? Ich kann dir alles herzaubern, was du magst.“
In Wirklichkeit aber wollte sie einen Gifttrank zaubern, um das ungezogene Mädchen wieder loszuwerden. So ein Mädchen konnte sie nicht gebrauchen. Sie wollte eines, das immer sofort tat, was sie wollte.
„Ich möchte Lebkuchensaft“, sagte nun das Mädchen.
„Bitte sehr“, antwortete die Hexe eifrig und flüsterte einen Zauberspruch. Ihre Augen funkelten.
Schon stand ein gefülltes Glas vor dem Mädchen. „Nun trink schön“, forderte die Hexe das Kind auf.
„Danke“, erwiderte das Mädchen. Sie nahm das Glas und schüttete der Hexe die Flüssigkeit mitten ins Gesicht.
Augenblicklich löste sich die Hexe in lila Dampf auf. Der Dampf änderte seine Farbe in Gelb, Grün, Blau, und als er rot war, verschwand mit ihm auch die Hexe.
„Das wär's dann wohl!“ jubelte das Mädchen.
Sie klatschte in die Hände und hüpfte davon.

Interpretationshinweise

Über die Figuren des Märchens

Erste Hexe → Sie ist die liebe Hexe, die allerdings ihre Vorstellungen und Wünsche nicht durchsetzen kann. Sie läßt sich leicht von ihren Zielen abbringen. Doch sie äußert immer wieder moralische Einwände gegen das, was geschieht, und hat damit die wichtige Rolle, frühzeitig Grenzverletzungen aufzuzeigen.

Zweite Hexe → Sie läßt sich sehr schnell von den Plänen der dritten Hexe überzeugen und übernimmt unreflektiert deren Vorstellungen.

Dritte Hexe → Sie ist diejenige, die die Grenzüberschreitung propagiert. Bedenkenlos verfolgt sie ihr Ziel und reißt die anderen mit. Sie hat dabei kein schlechtes Gewissen und handelt rein egoistisch. Ihre Taten werden zunehmend bedrohlicher, bis ihr schließlich Einhalt geboten wird.

Gezaubertes Mädchen → Solange das Mädchen starr daliegt, ist sie ohnmächtig und muß sich alles gefallen lassen. Ihre Situation ändert sich in dem Moment, als sie sich aufrichtet und ihr Tun selbst bestimmt. Mit Schalk und Scherz setzt sie sich zur Wehr und läßt nicht andere über sich bestimmen. Denn was die dritte Hexe von ihr will, ist eine Form von Mißbrauch: Sie will das Mädchen für ihre Bedürfnisse mißbrauchen.

Arbeitsvorschläge

GESPRÄCHE

- Welche Namen haben die Teile unseres Körpers?

Verschiedene Bezeichnungen werden gesammelt. Die genannten Bezeichnungen werden einem Körperschema zugeordnet.

- Was kann man mit den einzelnen Körperteilen alles machen?

Wozu sind sie da?

- Welche Namen haben die Geschlechtsmerkmale?

Was hat alles mit Sexualität zu tun?

Bezeichnungen aus diesem Themenkreis werden gesammelt (Scheide, Penis, Geschlechtsverkehr, Küsse ...)

- Welche Wörter benutzen andere Mädchen und Jungen, andere Erwachsene dafür?

- Wie unterscheiden sich Mann und Frau, Mädchen und Junge voneinander?

Anhand von Bildmaterial werden Unterschiede benannt.

Die Mädchen können auch selbst Bilder dazu malen.

Hilfreich sind Aufklärungsbücher, Sach- und Bilderbücher zum Thema (Siehe Anhang).

- In dem Märchen warnt die erste Hexe die anderen:

„Menschen dürfen uns nicht gehören.“ – Was meint sie wohl damit?

Kann ein Mensch einem anderen gehören?

Welche Dinge gibt es, die ein Mensch mit einem anderen nicht tun darf?

Aktivitäten →

1. Den Körperumriß der Mädchen auf ein Blatt Packpapier malen und ausdifferenzieren: Augen, Nase, Bauchnabel, Geschlechtsteil etc. werden von den Mädchen gemalt und benannt.

2. Menschen aus Ton oder Plastilin formen.

3. Gemeinsam eine Wortkette bilden: Entsprechend den Regeln für das Spiel „Koffer packen" beginnt die erste Mitspielerin zum Beispiel mit „Zu meinem Körper gehört ein Kopf". Die nächste Mitspielerin nimmt den Satz auf und nennt zusätzlich einen weiteren Körperteil: „Zu meinem Körper gehört ein Kopf und ein Bauch". Die anderen fahren entsprechend fort. Es darf kein Körperteil öfter vorkommen, als es in Wirklichkeit der Fall ist.

4. Puzzlespiele.
Mädchen-/Jungenkörper
Die Kopiervorlagen können auf farbigem Papier ausgedruckt werden.
Man kann sie dann je nach Schwierigkeitsgrad und Altersgruppe in einzelne Körperteile zerschneiden und zusammensuchen lassen. Evtl. mit der Auflage: Benenne, was du damit machen kannst. Erst dann darfst du es zuordnen.

5. „Tabu" spielen: Die Spielleiterin zeigt einem der Mädchen ein Bild von einem Körperteil. Das Mädchen muß den anderen Mädchen mit Umschreibungen oder Gesten erklären, worum es sich handelt. Sie darf dabei nicht den Namen des Körperteils nennen. Wer den Begriff zuerst richtig erraten hat, ist als nächste an der Reihe.

6. Freie Rollenspiele zu einzelnen Märchenszenen ausdenken.

7. Kopiervorlagen bunt anmalen: Mädchen – Junge

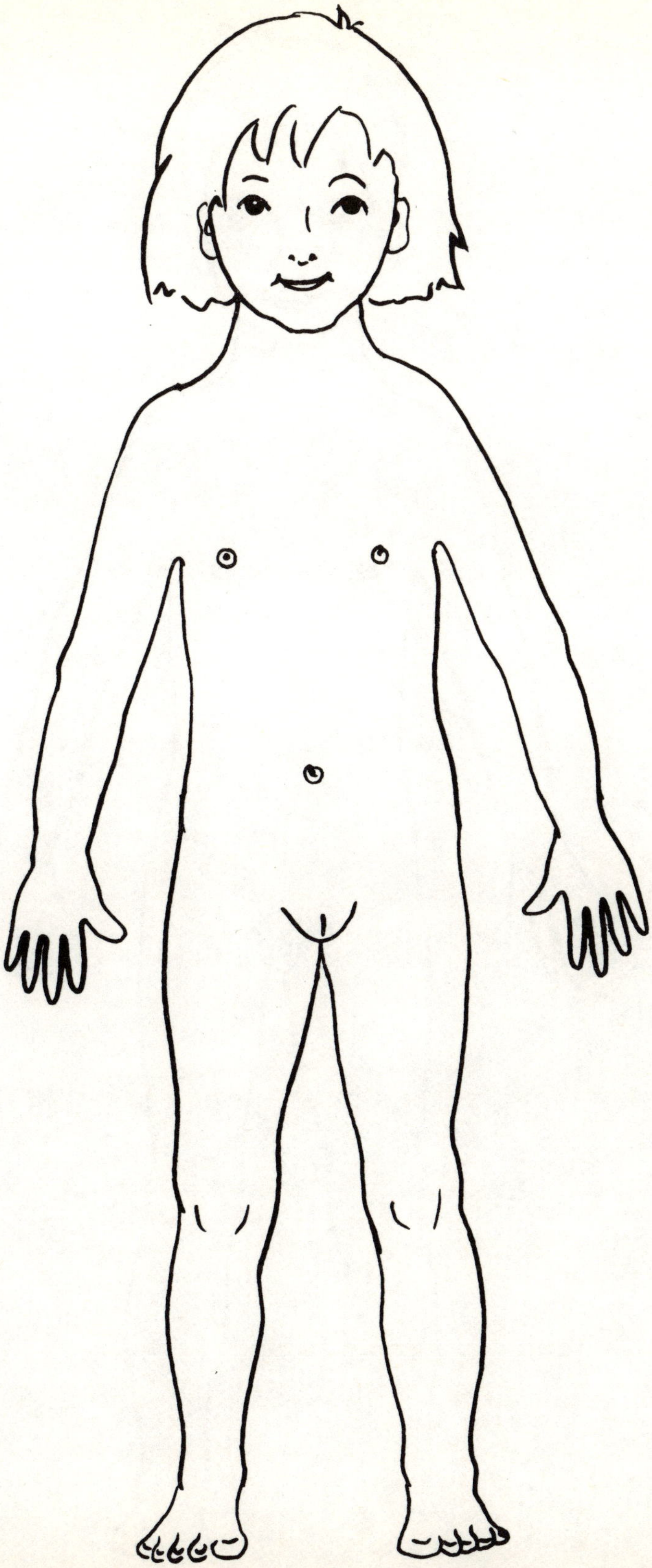

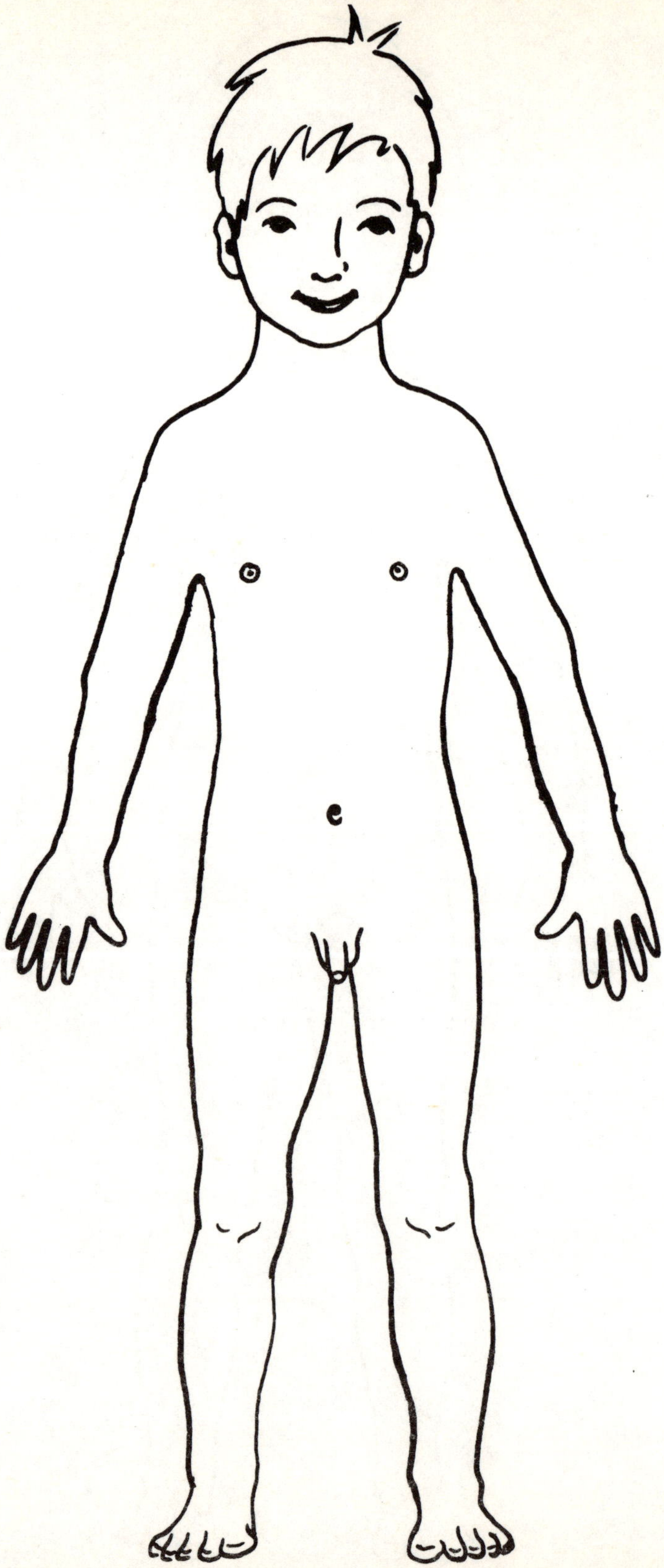

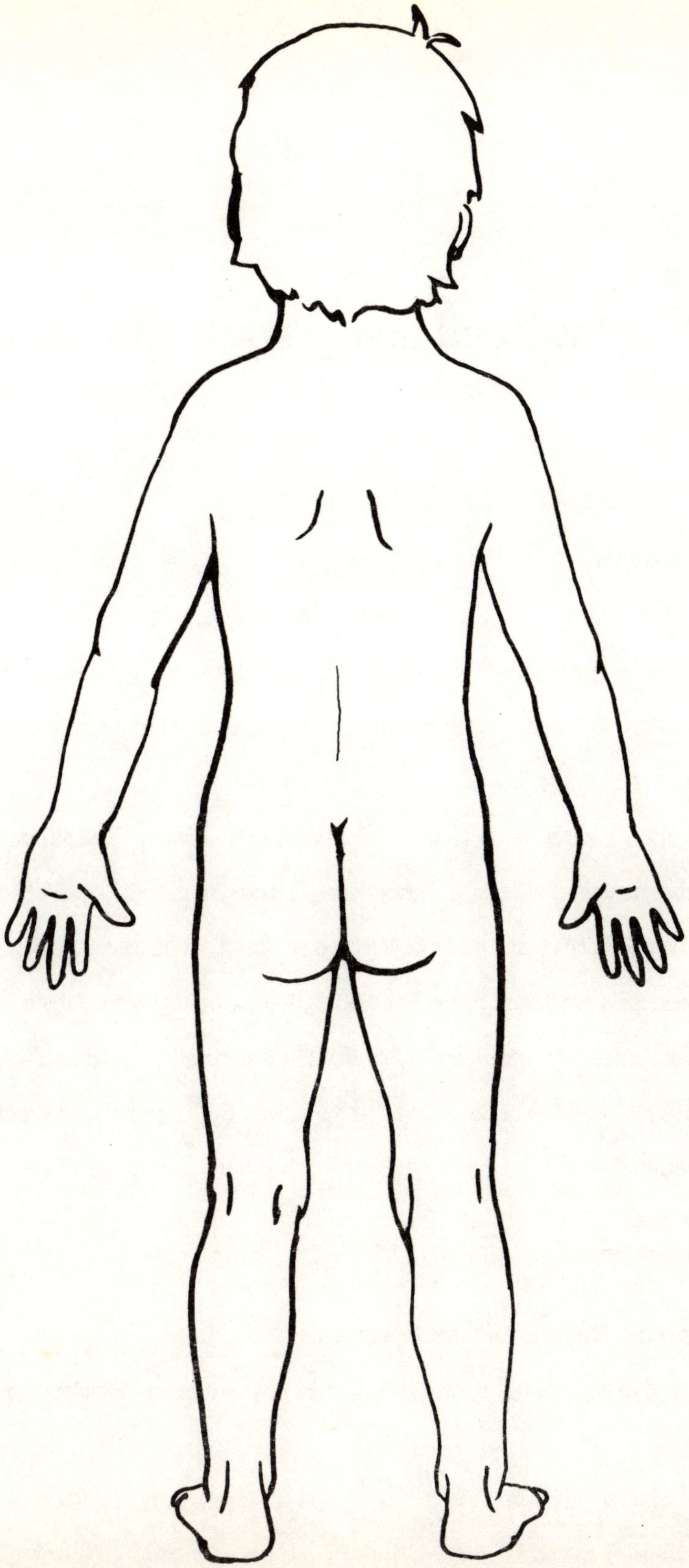

2. Geschichte
Wild und wütend macht stark und mutig

Thema: Gefühle

Gefühle sind für jeden Menschen wichtig. Sie geben uns Orientierung und ermöglichen uns, Erlebtes einzuordnen. Die Palette der menschlichen Gefühle ist sehr vielfältig. Im Rahmen der Präventions- und Aufdeckungsarbeit ist es deshalb wichtig, daß Mädchen sich mit verschiedenen Empfindungen auseinandersetzen, sie kennen- und benennen lernen.

In Mißbrauchssituationen erleben sie Gefühle, die sie nicht einordnen können. Sie spüren Traurigkeit und Ohnmacht. Die Täter aber nennen die Gefühle „schön“ und behaupten, daß sie „Spaß“ bedeuten. Eine starke Irritation ist die Folge. Wenn ein Mädchen nicht in der Lage ist, ihre Gefühle selbst zu benennen und einzuordnen, kann sie nicht angemessen reagieren. Hilflosigkeit oder Aggressivität sind die Folgen.

Mädchen müssen deshalb lernen, ihre eigenen Gefühle bewußt wahrzunehmen und sicher zu sein, daß ihre Wahrnehmung richtig ist. Nur wenn ein Mädchen Zugang zu ihren Gefühlen hat und sie richtig deutet, kann sie entsprechend darauf reagieren.

Pädagogischer Hintergrund der Geschichte

Moni ist ein Mädchen, wie es viele gibt. Und wie viele andere hat sie einen Klassenkameraden, der sie immer wieder in den Po kneift.

So etwas kommt auf Schulhöfen häufig vor. Den Schülerinnen ist es unangenehm, doch sie finden selten Unterstützung, weil das ja alles „nur ein Spiel“ ist. Doch bereits bei solchen Gelegenheiten müssen Mädchen lernen, sich keinerlei Übergriffe gefallen zu lassen, auch nicht im Spiel. Die Mädchen haben das Recht, Grenzen zu setzen, wo ihre Gefühle verletzt werden. Deshalb sollte jedes Mädchen seine Gefühle ernst nehmen dürfen, und die Erwachsenen sollten sie dabei unterstützen.

Nur wenn die Mädchen sich in alltäglichen Dingen auf die Hilfe eines Erwachsenen verlassen können, werden sie ihm oder ihr auch Mißbrauchserlebnisse anvertrauen können.

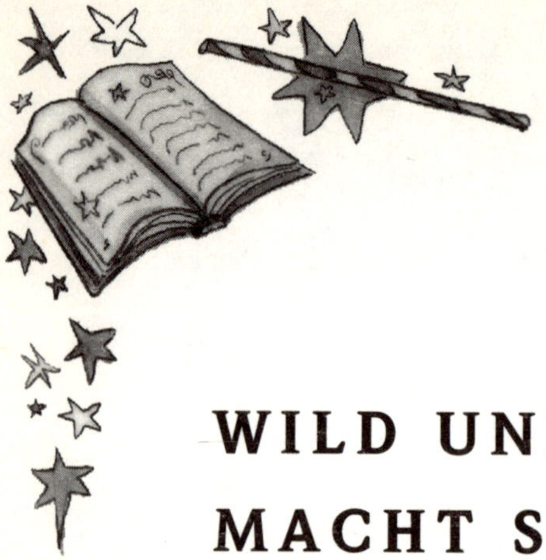

WILD UND WÜTEND MACHT STARK UND MUTIG

In einem großen Wald am Rande der Stadt lebte die kleine Fee Lara. Sie war sieben Jahre alt und ging jeden Morgen in die Feenschule. Dort lernte Lara, Menschen zu helfen, die Sorgen haben. Denn dafür sind gute Feen da.

Als sie schon viel über Sorgen und Gefühle der Menschen gelernt hatte, bekam Lara ihre erste Aufgabe gestellt:

Moni, ein kleines Mädchen mit blonden Haaren, einer spitzen Nase und einem pummeligen Bäuchlein, war in letzter Zeit oft traurig. Sie hatte keine Lust mehr zum Spielen. Sie freute sich auch nicht mehr auf die Schule, und sogar das Essen wollte ihr nicht schmecken. Lara sollte nun herausfinden, was Moni bedrückte. Sie sollte ihr helfen, wieder fröhlich zu sein.

Und weil selbst eine Fee wie Lara ein Kind nicht einfach fröhlich zaubern kann, mußte sie sich etwas einfallen lassen.

Lara flog in die Stadt. Hier lebte Moni in einem großen blauen Hochhaus in der Blumenstraße, fünfte Etage.

Lara beschloß, Moni erst einmal zu beobachten. Für eine Fee ist das ganz einfach, denn die Menschen können sie nicht sehen. Sie begleitete Moni heimlich zur Schule, saß mit ihr im Unterricht, schaute ihr später beim Mittagessen zu und beobachtete sie bei den

Hausaufgaben. Vom Küchenfenster aus sah sie mit ihr den Kindern zu, die vor dem Haus spielten.
Dort war auch Tom. Er ging in Monis Klasse. Tom erfand immer tolle Spiele, und jeder war gern mit ihm zusammen. Nur Moni nicht. Sie blieb lieber alleine.
Lara überlegte und überlegte. Aber ihr wollte nicht einfallen, wieso Moni nicht zu den anderen hinunterging.
Doch schon am nächsten Morgen machte sie eine Entdeckung. Auf dem Schulhof beobachtete Lara, wie Tom Moni immer wieder mit den Fingern in den Po zwickte.
Das tat zwar nicht sehr weh, aber Moni hatte ein ganz doofes Gefühl dabei. Trotzdem wehrte sie sich nicht. Jungen sind nun mal stärker, dachte sie.
Die anderen Mitschüler lachten und hoben ihr auch noch den Rock hoch. Sogar die Mädchen lachten sie aus, weil sie sich alles gefallen ließ und bloß mutlos und traurig dastand. Tränen rollten ihr übers Gesicht, so hilflos fühlte sie sich.
Nun schubsten die Jungen sie auch noch hin und her und riefen: „Heulsuse, Heulsuse!"
Moni lief weg und hockte sich hinter die Mauer im Pausenhof. Und die anderen spielten ohne sie Mädchen- und Jungenfangen.
Nun wußte Lara, warum Moni immer so traurig war. Moni mußte lernen, sich zu wehren. Erst dann würde sie wieder lachen können.
Sie mußte fühlen, wie stark Mädchen sind. Und dazu schickte Lara ihr in dieser Nacht einen Traum.

Es war kein schöner Traum, denn Tom kam darin vor, und wie immer zwickte er sie frech in den Po. Schon spürte Moni einen Kloß im Hals, doch plötzlich kam ein neues Gefühl hinzu. Eine Riesenwut stieg in ihr hoch und breitete sich in ihrem ganzen Körper aus. Die Wut saß in ihrem Bauch, im Kopf, in den Armen und in den Beinen.

Heftig stampfte sie mit dem Fuß auf und schrie, so laut sie konnte: „Laß mich sofort in Ruhe!“

Sie war so zornig, wild und wütend, daß sie ihre Angst und Traurigkeit vergaß. Und das fühlte sich sehr gut an.

Mit diesem Gefühl wuchs Monis Stärke. Sie reckte sich und schrie: „Hör mit der blöden Kneiferei auf. Das ist bescheuert. Und wenn . . . wenn du mich noch einmal zwickst, dann hau’ ich dir eine runter!“

Die anderen Kinder standen da und staunten. Auch Tom war zuerst ganz verdutzt.

Und dann sagte er plötzlich: „Los, spiel’ doch mit uns.“

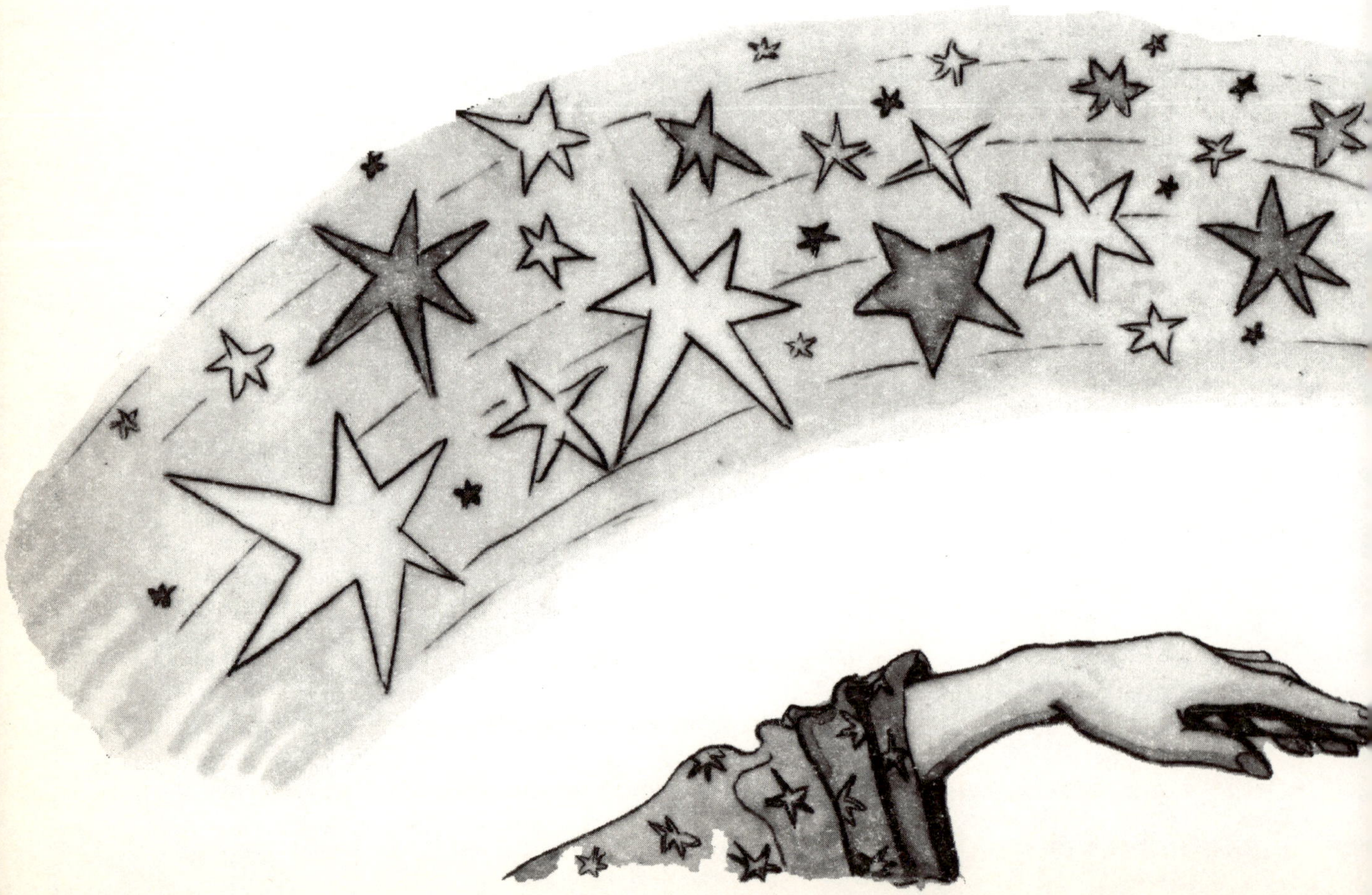

Als Moni am nächsten Morgen aufwachte, mußte sie sofort an ihren Traum denken. Er ließ sie nicht mehr los. Immer wieder dachte sie darüber nach. Sogar später in der Mathematikstunde paßte sie nicht richtig auf, denn in ihrem Kopf kreisten die Gedanken nur um eine Frage: „Ob Tom mich auch dann noch kneift, wenn ich ganz wild und wütend werde?“

In der Pause war es dann wieder soweit. Tom kam grinsend auf Moni zu und streckte die Hand aus, um sie zu zwicken.

Aber plötzlich reckte sich Moni und wurde groß und stark. „Hau ab und laß mich zufrieden, ich will das nicht!“ Wild und wütend schleuderte sie Tom ihren Zorn entgegen.

Doch der kam grinsend näher und sagte: „Heulsuse, ich kneif’ dich trotzdem in den Po.“

Ohne Angst antwortete Moni: „Wenn du das machst, dann fass’ ich dir in die Hose.“

„Das schaffst du nicht“, erwiderte Tom, ging aber lieber einen Schritt zurück.

Das machte Moni Mut. Sie ging auf ihn zu und schnauzte laut: „Merkst du, wie mies du dich jetzt fühlst? Du magst nicht, daß dir jemand in die Hose faßt, und ich mag nicht in den Po gekniffen werden. Kapiert?“

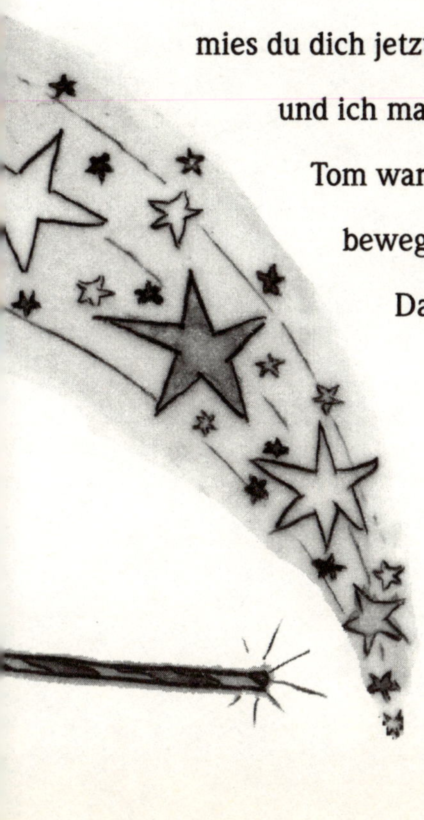

Tom war verblüfft. Einen Moment standen alle um sie herum bewegungslos da.

Dann erklärte Moni: „Jetzt ist Schluß mit der Kneiferei. Und zwar endgültig. Ich lasse dich in Ruhe, und du läßt mich in Ruhe. Dann können wir auch mal zusammen Jungen- und Mädchenfangen spielen. Ich lauf’ weg, und du fängst mich, in Ordnung?“

Schon kurze Zeit später spielten die Mädchen und Jungen auf dem Schulhof miteinander Fangen. Und Moni war mitten unter ihnen.

Als Moni an diesem Abend im Bett lag, staunte sie immer noch, wie toll es war, wild und wütend zu sein. Das machte so schön stark und mutig. Ein wunderbarer Tag ging für sie zu Ende. Es hatte soviel Spaß gemacht, mit den anderen zu spielen. Sie fühlte sich glücklich und freute sich auf den nächsten Schultag.

Wenn wieder einmal jemand versuchte, ihr Angst zu machen, dann wollte sie einfach wild und wütend werden und sich nichts mehr gefallen lassen. Von niemandem. Auch nicht von Erwachsenen. Wie gut, daß ihr Traum sie auf diese Idee gebracht hatte.

Die kleine Fee Lara hatte ihre Aufgabe erfüllt. Sie saß am Fußende von Monis Bett und sagte ihrem Schützling heimlich auf Wiedersehen. Von nun an würde Moni sich wehren können, wenn ihr jemand etwas tat, was sie nicht wollte. Da war Lara ganz sicher. Und wenn Moni wieder einmal schlimme Sorgen hätte, dann würde Lara wiederkommen und ihr einen neuen Traum schicken.

Kurz bevor Moni einschlief, spürte sie, wie ein kühler Hauch über ihre Stirn strich. Das war die kleine Fee, die Moni zum Abschied gestreichelt hatte und nun zurück in den Wald zur Feenschule schwebte.

Interpretationshinweise

Über die Figuren des Märchens

Lara, eine junge Fee

Lara geht noch in die Feenschule und lernt dort, Menschen zu helfen, die Sorgen haben. Sie zeigt Moni, daß sie einen Ausweg aus ihrer Lage finden kann, wenn sie ihre Gefühle zuläßt, daraus Kraft schöpft und den Mut gewinnt, sich zu wehren.

Moni

Das Mädchen Moni sieht sich wehrlos den Attacken ihres Mitschülers Tom ausgeliefert. Sie läßt sich immer mehr in die Enge treiben, fühlt sich ohnmächtig und hilflos. Da sie keine andere Lösung findet, zieht sie sich in der Schule und in der Freizeit von den anderen Kindern zurück.

Durch die starken Wutgefühle, die Moni in ihrem Traum empfindet, erschließt sich ihr plötzlich eine neue Energie. Diese Energie ermöglicht es ihr, aus ihrer Passivität herauszufinden und der Herausforderung zu begegnen.

Tom

Tom ist ein ganz normaler Junge, der gern Mädchen ärgert. Er ist bei seinen Mitschülern beliebt und steht immer im Mittelpunkt. Die anderen sehen zu, wie er Moni regelrecht fertigmacht. Tom zeigt Täterverhalten. Er handelt unsensibel gegenüber Moni. Was seine Angriffe für sie bedeuten, kann er erst lernen und erfahren, als sie ihm Grenzen setzt.

Arbeitsvorschläge

Gespräche →

- Was lernen Feen in der Feenschule?
- Welche Gefühle erlebt Moni, als Tom sie zwickt?

Wie verhält sie sich, bevor die Fee Lara ihr den Traum schickt?

Warum verhält sie sich so? Was hätte sie sonst tun können?

- Welche unterschiedlichen Gefühle kennst du? Welche davon sind angenehm, welche unangenehm und welche neutral?

Die Mädchen zählen alle Gefühle auf, die ihnen einfallen, und beschreiben, ob sie sie als angenehm, unangenehm oder neutral empfinden. Die Gesprächsleiterin trägt alles, nach diesen Kategorien geordnet, in einer Liste zusammen. Zum Schluß wird gezählt, wie viele positive, negative und neutrale Gefühle gefunden wurden.

- Anschließend: ein Gruppenspiel. Die Namen der Gefühle werden auf farbige Kärtchen geschrieben – angenehme Gefühle auf grüne Kärtchen, unangenehme auf blaue und neutrale Gefühle auf blaugrüne Kärtchen.

Die fertigen Spielkarten werden umgekehrt auf den Tisch gelegt. Nun deckt eine Mitspielerin nach der anderen eine Karte auf und erzählt ein Erlebnis, das ihr dazu einfällt.

- Berührungen lösen Gefühle aus. Erzähle!
- Berichte über deine Träume:

– Gibt es schöne Träume, an die du dich erinnerst?

– Gibt es Alpträume, die dich quälen?

• Warum hört Tom zunächst nicht auf, Moni in den Po zu kneifen, obwohl sie Angst zeigt und nein sagt? Was bewegt ihn dann schließlich doch dazu aufzuhören?
Tom erkennt erst, welche Empfindungen er bei Moni ausgelöst hat, als er sich selbst von unangenehmen Gefühlen bedroht fühlt.

Aktivitäten

1. Rollenspiel:
Moni wehrt sich nicht – Moni wehrt sich.
Wie fühlt sich Moni, wie fühlt sich Tom, wie fühlen sich die zuschauenden Kinder?
Hier soll nicht das „Zwicken“ nachgespielt werden, sondern die Mädchen sollen die Täter- und Opferrolle durch andere Handlungen erfahren (z.B. Schubsen o.ä.) Wichtig ist der Hinweis, daß alle zusammen lernen und nicht verletzen wollen.

2. Malen: Moni vor und nach dem Traumerlebnis.
Wie verändert sich ihr Gesichtsausdruck?

3. Malen: Angst.
Welche Farben und Formen, welche Größe gibt du ihr?

4. Malen: Wut.
Welche Farben und Formen, welche Größe gibst du ihr?

5. Malen in der Naß-in-naß-Technik: Lara, die Fee.
Die Zeichenblätter werden mit Wasser naß gemacht und dann sofort mit Wasserfarbe bemalt, so daß die Farben ineinander verlaufen.

3. Geschichte
Die kleine Zischhexe

Thema: Berührungen

Zentraler Bestandteil der präventiven wie auch der aufdeckenden Arbeit ist es, Mädchen das Wissen zu vermitteln: „Mein Körper gehört mir."
Erst wenn sie sich darüber bewußt sind, können sie einen Mißbrauch einordnen und sich vor mißbräuchlichen Berührungen an ihrem Körper schützen. Sie müssen ermutigt werden hinzuspüren und zu bewerten.
Dazu gehört es, in der alltäglichen Erziehung die Körpergrenzen eines Mädchens zu bemerken, zu erfragen, zu beachten. Sperrt sie sich etwa bei einer Berührung oder zuckt sie zurück, ist es gut zu verbalisieren: „Ach, du magst da nicht angefaßt oder gestreichelt werden. Das ist in Ordnung. Du kannst es mir sagen, dann achte ich darauf und lasse es sein."
Beim Thema Berührungen bietet es sich an, den Begriff sexueller Mißbrauch einzuführen und kindgemäß zu erklären (Hinweise dazu siehe Einleitung Seite 7).

Pädagogischer Hintergrund der Geschichte

Die kleine Zischhexe erlebt Übergriffe auf ihren Körper. Der Vater krault ihr nicht nur den Rücken, was noch angenehm sein kann, sondern er berührt auch ihre Brust und den Scheidenbereich. Ihre Abwehr läßt er unbeachtet. Hilfloses Erstarren ist die Folge, denn die Autorität des Vaters ist zu groß.
In der Schule erfährt die Zischhexe, daß es verboten ist, was der Vater tut. Die Lehrerin stellt sich auf ihre Seite, und die kleine Hexe begegnet dem Vater daraufhin mit neuem Selbstbewußtsein.
Die Geschichte ist nicht bedrohlich, weil die Zischhexe einen Ausweg aus ihrer Situation findet. Sie kann sich befreien.

Mädchen, die Mißbrauch erleben, haben oft keine Worte dafür. Wenn sie eine Geschichte wie diese hören, spüren sie zunächst, daß sie mit ihren Sorgen nicht alleine sind. Sie lernen eine konkrete Mißbrauchssituation kennen und können daraufhin eigene Erlebnisse einordnen und benennen. Durch die Lehrerin der Zischhexe wird ihnen vermittelt, daß sie über ihren Körper selbst bestimmen dürfen. Und sie erleben, daß sie ein Recht darauf haben, sich aus Situationen des Mißbrauchs zu befreien. Nicht der Protest der kleinen Hexe ist unrecht, sondern das, was der Zaubervater tut.

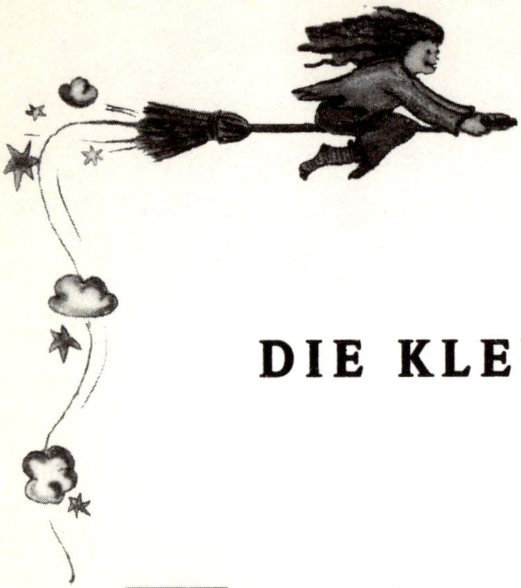

DIE KLEINE ZISCHHEXE

Zisch, zisch und noch mal zisch! So sauste etwas durch die Luft. Nur wer ganz genau hinsah, erkannte, daß da eine kleine Hexe in einem schwarzen T-Shirt auf ihrem Hexenbesen umherschoß. Es war die kleine Zischhexe, die immer, wenn sie so richtig schnell war, Luft durch die Zähne pfiff. Daher hatte sie auch ihren Namen.

Die Zischhexe war erst 99 Jahre alt. Du denkst, das wäre uralt? Stimmt nicht, denn wenn eine Hexe 99 Jahre alt ist, hat sie ungefähr soviel gelernt wie du. Sie ist noch immer ein Hexenkind, geht in die Schule und lebt in einem Hexenhaus mit Vater und Mutter.

Die Mutter der Zischhexe war eine sehr alte Hexe und der Vater ein großer, mächtiger Zauberer.

Seine Macht war so groß, daß keine Hexe etwas dagegen ausrichten konnte. Was er sagte, mußte getan werden. Alle fürchteten ihn, denn seine Zauberkraft machte ihn stark und gefährlich.

Die kleine Zischhexe liebte der Zauberer jedoch, und sie konnte so manchen Unsinn mit ihm machen, ohne daß er ihr böse war. Er sah die kleine Zischhexe am liebsten in hübschen Kleidern, doch da sie eine tollkühne Fliegerin auf ihrem Hexenbesen war, trug sie natürlich lieber Jeans und T-Shirts. Großmütig erlaubte er dies und sah mit Begeisterung zu, wenn seine Tochter wieder einen der monatlichen Besenflugwettbewerbe gewann. Auch sie sollte einmal stark und mächtig werden – aber nicht so stark und mächtig wie er.

Weil die kleine Zischhexe so gerne flog, hingen überall in ihrem Kinderzimmer die verschiedensten Besen herum. Phosphorbilder von fliegenden Hexen leuchteten im Dunkeln auf der schwarzen Tapete. Auch die Möbel waren schwarz, denn das war ihre Lieblingsfarbe. Im Spielzeugregal standen und lagen kreuz und quer ihre Spielsachen. Da gab es rote Teddybären, rote Gespenster und rote Bauklötze, mit denen sie in der Höhle unter ihrem Bett spielte.

Manchmal geschah es, daß der große und mächtige Zauberer zu ihr in diese Höhle kam. Er verlangte dann: „Setz dich zu mir und kraule mir den Rücken."

Die kleine Zischhexe tat das zwar, aber ihr war überhaupt nicht wohl dabei. Denn als nächstes würde er ihren Rücken kraulen. Eigentlich mochte sie das, doch oft faßte er ihr danach vorne unters T-Shirt und in die Hose. Auch kitzelte er sie oft so heftig, daß sie keine Luft mehr bekam. Sie fand das alles schrecklich doof und zischte ihn an: „Laß das, ich will das nicht!" Doch sobald sie sich wehrte, blitzten seine Augen stahlblau vor Zorn, und sie erstarrte und konnte sich nicht mehr bewegen.

Die kleine Zischhexe ging gern in die Schule. Dort lernte sie eine Menge über das Fliegen und Zaubern. Aber sie erfuhr auch viele andere nützliche Dinge. In einem Fach namens Körperspiele lernte sie Dinge, die Spaß machen und gut tun, zum Beispiel Klopfmassage, das Käseglockenspiel, Standbilderbauen oder Mumienwickeln. Dabei sprach die Lehrerin mit ihrer Klasse über den Körper. Die kleine Zischhexe staunte, als sie ihre Lehrerin sagen hörte: „Jede von euch darf selbst über ihren Körper bestimmen. Niemand darf euch berühren, wenn ihr es nicht wollt. Denn Hexen sind stark und mutig. Sie brauchen nichts geschehen zu lassen, was sie nicht mögen."

„Aber was kann ich denn tun, wenn mich jemand anfaßt, obwohl ich es nicht will?" fragte sie. „Kann ich ihn dann wegzaubern?"

„Nein, wegzaubern kannst du ihn nicht. Aber du kannst deine ganze Kraft und Stärke gegen ihn einsetzen", erklärte die Lehrerin.

„Ich bin doch nicht so stark wie der mächtige Zauberer, der mein Vater ist!" klagte die kleine Hexe.

„Das stimmt nicht", antwortete die Lehrerin. „Wenn dein Vater nicht aufhört, dich anzufassen, obwohl du 'nein' zu ihm gesagt hast, dann mußt du es weitererzählen. Denn wenn andere davon wissen, verliert er seine Macht. Wir Hexen besitzen einen Gegenzauber. Damit können wir alle Zaubersprüche aus seinem Zauberbuch und seinem Gedächtnis löschen. Kein Zauberer der Welt darf Hexen berühren, die das nicht

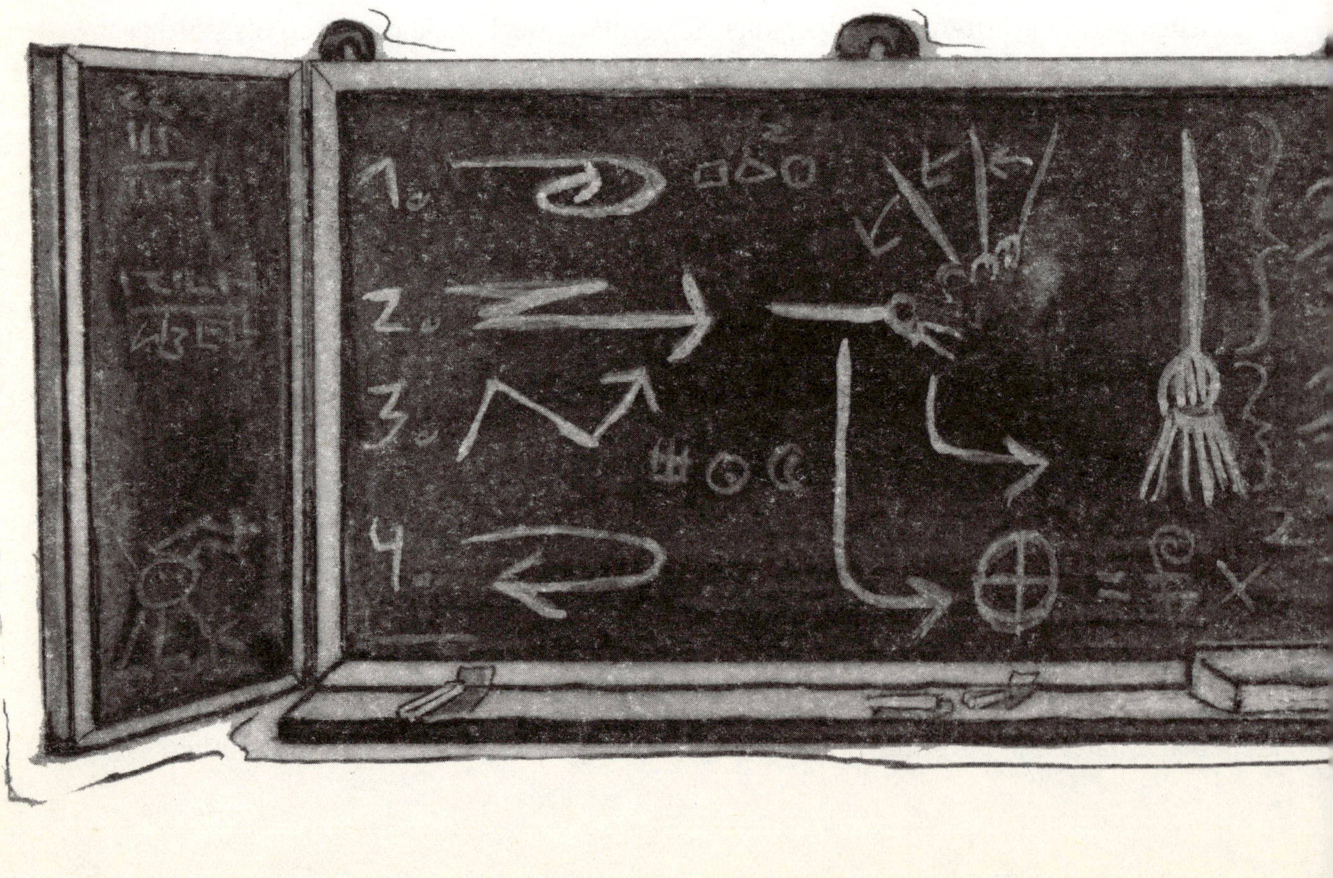

wollen." Die Lehrerin schaute die Zischhexe sehr aufmerksam an und sagte zu ihr: „Vergiß das nie, es ist sehr wichtig: Du darfst über dich selbst bestimmen."

Nachdenklich saß die kleine Zischhexe in ihrer Schulbank. Sie achtete nicht mehr auf die Flugskizzen, die die Lehrerin an die Tafel malte. Sie schrieb keine neuen Zauberformeln auf. Sie dachte nur an ihren Vater, den großen und mächtigen Zauberer.

Es dauerte nicht lange, bis der Zauberer wieder einmal zu ihr in die Höhle kam. Sie kraulte ihn und ließ sich von ihm den Rücken kraulen. Aber als der Zauberer ihr vorne unter das T-Shirt greifen wollte, sagte sie deutlich und bestimmt: „Vater, laß das! Das will ich nicht. Rückenkraulen finde ich schön, aber vorne und in der Hose mag ich nicht gekitzelt und gekrault werden."

„Aber mein kleines Zischhexchen", entgegnete der große Zauberer, „du wirst doch schön lieb und artig sein. Ich kann dir auch ein Rieseneis zaubern, wenn du willst."

„Will ich aber nicht!" sagte die kleine Zischhexe mutig.

„Dann muß ich dir Bauchschmerzen zaubern." Schon richtete sich der große und mächtige Zauberer auf. Er wurde immer größer und größer.

Die kleine Zischhexe stammelte: „Davor habe ich keine Angst!"

Der große Zauberer säuselte: „Deine Mutter wird traurig sein, wenn sie hört, daß du böse bist."

Jetzt wurden seine Augen stahlblau, aber die kleine Zischhexe sah ihn herausfordernd an und sprach laut und deutlich: „Wenn du mich nicht sofort in Ruhe läßt, erzähle ich weiter, was du hier machst. Und dann verlierst du deine Zauberkraft. Dann hast du keine Macht mehr über mich. Alle werden mir helfen, und du wirst schwach."

Der Zauberer schrumpfte ein Stück, aber er lachte noch höhnisch. „Wer hat dir denn diesen Unsinn erzählt?"

„Meine Lehrerin. Ich sage ihr Bescheid, wenn du nicht sofort deine Hände wegnimmst."
Der große Zauberer zog seine Hände unter ihrem T-Shirt hervor. Stöhnend und schwerfällig stand er auf und verließ wortlos das Zimmer. Der kleinen Zischhexe schien es, als ob er mit jedem Schritt ein Stückchen kleiner würde.

Sie atmete auf und fühlte sich auf einmal sehr erleichtert. Eine große Angst fiel von ihr ab. Sie schwang sich auf ihren Besen und sauste mit lautem Zischen aus dem Fenster. Draußen sah sie ihren Vater, den großen Zauberer, unter einem Baum sitzen. Sie zischte ihm um die Ohren und schrie ihm zu: „Den nächsten Wettbewerb im Hexenbesenwettflug gewinne ich bestimmt wieder!"

Der Vater sah ihr nach und dachte: „Sie wird es schaffen, und irgendwann wird sie eine starke und mächtige Hexe sein."

Interpretationshinweise

Über die Figuren des Märchens

Die kleine Zischhexe

Sie ist eine junge Hexe, die Erfolge feiert, weil sie so fabelhaft fliegen kann. Durch die Handlungen des Vaters wird sie jedoch verunsichert, fühlt sich hilflos und ausgeliefert. Sie mag seine Berührungen nicht, ist sich aber nicht darüber klar, warum das so ist. Durch die Aufklärung in der Schule lernt sie schließlich, daß nur sie und niemand sonst über ihren Körper bestimmen darf. Daraufhin beginnt sie, ihr Recht zu verteidigen.

Zauberer

Er ist groß, mächtig und autoritär. Er bestimmt, was geschehen soll, und erwartet von allen Unterordnung. So setzt er auch seine Tochter unter Druck. Als sie ihm zu verstehen gibt, daß sie seine Übergriffe nicht hinnehmen wird, erkennt er, daß er die Grenzen, die sie ihm setzt, akzeptieren muß.

Die Lehrerin

Aus der Frage der Zischhexe hört die Lehrerin Unsicherheit und Angst heraus. Sie bietet sich als Vertrauensperson an und gibt der kleinen Zischhexe einen Rat, wie sie sich helfen kann. Die Lehrerin stellt sich eindeutig auf die Seite der kleinen Hexe.

Arbeitsvorschläge

Gespräche →

- Was erlebt die kleine Zischhexe, und was kann sie alles?
- Was tut ihr Vater? Wie findest du den Vater?
Was ist nett vom ihm, was ist doof?
- Wer hilft der kleinen Zischhexe? Wie?
- Was erklärt die Lehrerin den Hexenkindern in der Unterrichtsstunde über den Körper?
Die Gesprächsleiterin bringt den Begriff „sexueller Mißbrauch“ in das Gespräch ein (Hinweise dazu siehe Einleitung Seite 7).
- An welchem Ort erlebt die kleine Zischhexe den Mißbrauch durch den Vater?
- Was könnte die kleine Hexe tun, wenn der Vater nicht aufhörte, sie zu berühren?
- Welche Berührungen magst du? Von wem?
Welche Berührungen magst du nicht? Von wem?
Wie fühlen sich solche Berührungen an?
Die Gesprächsleiterin sammelt alle Angaben in einer Tabelle.
(Auch Berührungen wie Kneifen oder Treten unter Klassenkameraden gehören dazu.)
- Wen könntest du ins Vertrauen ziehen und um Hilfe bitten, wenn du etwas ähnliches wie die Zischhexe erlebtest?
- Was gefällt dir an der Geschichte? Was gefällt dir nicht?

1. Hexen basteln – als Mobile, als Fensterbilder etc.

2. Das Zimmer der Zischhexe malen mit Bauklötzen, Gespenstern und Teddybären (Schwarz-rot-Kontrast, Signalfarben).

3. Ein Wandbild gestalten: Einen Zauberer in verschiedenen Größen malen und darstellen, wie er immer kleiner wird, wie sein Zauber gebrochen wird und seine Macht schwindet.

4. Reisigbesen basteln und einen „Besenflugwettbewerb“ veranstalten.

5. Körperberührungen:
– Bei Entspannungsmusik gegenseitig Rücken, Beine und Arme streicheln, kraulen, jucken. Jeder darf dabei sagen: Das mag ich noch. Das ist mir unangenehm. Individualität berücksichtigen!

6. Körperspiele

Standbilder bauen

Ein Mädchen stellt sich locker gerade hin. Ein anderes Mädchen oder die Gruppe formt sie zu einem Standbild.
Ziel: Die Mädchen erfahren, daß Anfassen Spaß machen kann.

Das Käseglockenspiel

Alle Mädchen bewegen sich im Raum. Jede stellt sich vor, daß sie von einer Glaskäseglocke umgeben ist: Sie muß achtgeben, daß sie die anderen nicht anstößt, denn sonst zerplatzt die Glaskuppel, und die Scherben bringen Verletzungen.
Ziel: Die Mädchen erfahren, daß man mit Berührungen sorgsam umgehen muß.

Mumien wickeln

Ein Teil der Gruppe wickelt einige Mädchen in Verbandsmaterial oder Bettlaken ein. Zum Schluß findet eine Preisverleihung oder ein

„Mumienwettlauf“ statt.

Ziel: Die Mädchen erspüren Berührungen am ganzen Körper.

Wer Vertrauen hat, kann Kontakt zulassen.

Tastspiel

Einem Mädchen werden die Augen verbunden. Ein anderes Mädchen stellt sich vor sie hin. Durch Tasten soll sie erraten, um wen es sich handelt.

Ziel: Die Mädchen lernen, einander zu vertrauen und Rücksicht zu nehmen.

7. Höhlen bauen.

Höhlen geben meist Schutz und Sicherheit. Am Beispiel der kleinen Zischhexe sollen die Mädchen spielerisch nachempfinden, daß eine Höhle oder ein Zuhause jedoch nicht immer sichere Orte sind. Eine Bedrohung kann überall auftauchen. Der Ausweg liegt nicht im Rückzug, sondern nur darin, bei anderen Menschen Hilfe zu suchen.

Das Höhlenbauen bietet Gelegenheit, mit den Mädchen zu überlegen:

Was ist der kleinen Hexe in ihrer Höhle passiert?

War für die Mädchen selbst ihr Zuhause schon einmal kein sicherer Ort?

Hatten sie zu Hause schon einmal Angst?

4. Geschichte
Die liebe, wunderschöne Prinzessin

Thema: Nein sagen

Kinder dürfen nein sagen, wenn sie etwas absolut nicht mögen. Wir Erwachsenen müssen den Mädchen und Jungen vorleben, daß wir ihr Nein akzeptieren. So wird ihnen schneller bewußt werden, wenn jemand ohne ihre Zustimmung Grenzen überschreitet. Das gilt besonders für den Bereich Mißbrauch. Ein Kind sollte die Kraft des Wortes nein erkennen und lernen, daß niemand ihm etwas antun darf, was unangenehm oder schmerzvoll für es ist. Tut das jemand, stimmt etwas nicht.

„Nein sagen heißt nicht, 'frech zu sein' oder 'Widerworte zu geben', sondern selbstbewußt zu sein, die eigene Meinung zu vertreten, über sich und seinen Körper selbst zu bestimmen und sich durchzusetzen." (Gisela Braun1989, S. 38). In der praktischen Arbeit haben wir die Möglichkeit, den Mädchen „das kleine und das große Nein" anzubieten. Merken wir nicht, daß wir eine Grenze überschreiten, müssen wir es spätestens akzeptieren, wenn ein Mädchen „Ich sag' jetzt aber ein großes Nein!" verlauten läßt. Die Mädchen lernen schnell, das große Nein sinnvoll und nicht willkürlich einzusetzen.

In der alltäglichen Erziehung müssen wir das Kind als Persönlichkeit akzeptieren, die das Recht hat, Grenzen zu ziehen. Aber auch wir Erzieherinnen und Erzieher müssen darauf achten, daß wir uns von den Kindern abgrenzen. Um ihnen ein Beispiel vorzuleben, dürfen auch wir keine Grenzüberschreitungen zulassen.

Pädagogischer Hintergrund der Geschichte

Die liebe, wunderschöne Prinzessin wird verwöhnt und umsorgt. Sie ist artig und brav. Ihr begegnet nur Gutes, Schönes und Liebes. Doch mit ihrem Onkel erlebt sie nach einer sehr schönen gemeinsamen Zeit plötzlich unangenehme Momente.

Der Onkel baut zur Prinzessin erst einmal eine gute Beziehung auf. Das ist eine typische Strategie zur Vorbereitung von Mißbrauchshandlungen. Auf diese Weise ist es für die Prinzessin zunächst schwierig, den Mißbrauch zu erkennen und als solchen einzuordnen. Die emotionale Abhängigkeit vom Onkel verhindert eine deutliche Abgrenzung. Die Prinzessin entkommt den Übergriffen ihres Onkels schließlich durch ein deutliches Nein und durch Weglaufen. Der Gärtner hört dieses Nein, und es spricht sich bis bis zur Königin herum. Die Prinzessin findet klare, parteiliche Unterstützung, und der Onkel wird aus dem Haus geschickt.

Mädchen sollten wissen, daß ein Nein im richtigen Augenblick helfen kann, daß ein großes Nein immer von anderen Menschen akzeptiert werden muß. Beachtet der andere auch dann nicht die Grenze, die das Mädchen ihm gezeigt hat, dann stimmt etwas nicht, und sie muß Hilfe von außen suchen.

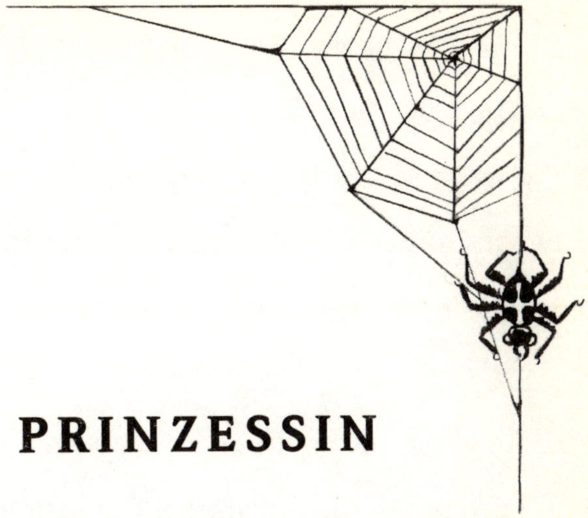

DIE LIEBE, WUNDERSCHÖNE PRINZESSIN

Vor vielen Jahren lebte in einem prächtigen Schloß eine liebe, wunderschöne Prinzessin mit Namen Sonja. Sie hatte blondes Haar, das wie Gold in der Sonne glänzte. Ihr Gesicht war schön und lieb. Alle, die sie sahen, waren von ihr verzaubert. Der Vater kaufte ihr die herrlichsten Kleider aus den kostbarsten Stoffen, die Schuster fertigten die zierlichsten Schuhe aus dem zartesten Leder für sie an. Von ihrer Mutter lernte sie Gehorsam und Anstand, Höflichkeit und Rücksicht. So begeisterte sie alle, die sie sahen. Sie lächelte sanft, versuchte zu gefallen und redete stets höflich. Sie sagte immer „bitte" und „danke", und niemandem schlug sie jemals etwas ab. Im ganzen Lande überlegten die Leute, ob die Prinzessin das Wort „nein" überhaupt kannte.

Nun hatte Sonja aber einen Onkel, der sehr alt und einsam war. Auch er lebte im Schloß, und er liebte es, mit der wunderschönen Prinzessin zu spielen. Der Onkel schenkte ihr das schönste Spielzeug. Er spazierte mit ihr durch den Schloßpark, obwohl er ein krankes Bein hatte. Und weil er ein wenig humpelte, stützte er sich bei weiten Spaziergängen auf ihren Arm. Schmunzelnd beobachtete das der königliche Gärtner und erzählte den Leuten im Dorf voller Stolz, wie hilfreich und sorgsam die Prinzessin sich um den alten, kranken Onkel bemühte.

Der Onkel wußte vieles über Pflanzen und Tiere. Sonja lernte von ihm interessante Dinge über die Natur.

„Siehst du das Spinnennetz? Der Tau und die Sonne machen seine dünnen Fäden sichtbar. Dort an dem Zweig sitzt die Herstellerin dieses Wunderwerkes." Der Onkel zeigte ihr die Spinne mit dem dicken Hinterleib und erklärte ihr, wie sie dort auf ihre Beute wartete.

An einem alten, dicken Eichenbaum hing eine Schaukel. Der Onkel sah Sonja zu, wie sie hoch in die Luft schaukelte. Gemeinsam sangen sie Lieder im Schaukelrhythmus.

Manchmal nahm der Onkel seine Geige mit in den Park und spielte Sonja wunderschöne Melodien vor, die sich unter das Gezwitscher der Vögel mischten.

So vergingen die Tage für Prinzessin Sonja mit viel Freude und Spaß. Jeder liebte sie, und sie fühlte sich nie einsam. Sie hatte gar keinen Grund, unfreundlich oder böse zu sein. Deshalb gebrauchte sie auch niemals das Wort „nein".

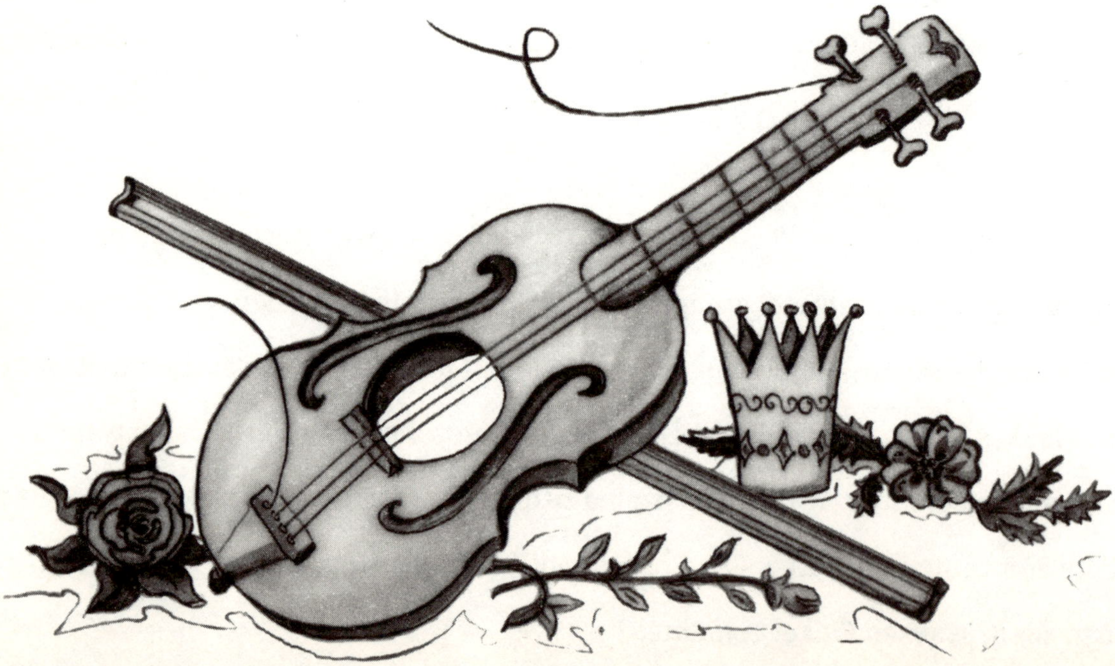

Manchmal geschah es, daß der Onkel Sonja ein wenig im Geigenspiel unterrichtete. Er klemmte ihr die Geige unter das Kinn und strich zusammen mit ihr über die Seiten. Dabei kam er ihr immer sehr nahe, und sie fühlte seinen warmen Atem. Das mochte sie nicht und drehte sich weg. Doch der Onkel lobte sie sehr, wenn sie gut spielte.

„Bist meine Kleine. Mein ganzer Sonnenschein. Was wäre der alte liebe Onkel ohne dich", bewunderte er die kleine Prinzessin.

„Aber Onkelchen, du hast doch auch noch Papa und Mama", wandte sie ein.

„Die haben doch immer soviel Arbeit, und sie verstehen mich nicht richtig. Außerdem kann ich doch schlecht laufen, und so bin ich oft allein. Du bist für mich da und hast mich lieb, obwohl mein Bein immer weh tut. Du läufst beim Fangenspielen weg und wartest auf mich. Du gibst mir eine Chance. Deshalb habe ich dich so lieb. Zeig du mir doch auch, wie lieb du deinen Onkel hast. Nimm mich in den Arm und gib mir einen langen Brummkuß."

Sie lachte und umarmte ihren Onkel. Auch er schloß sie fest in die Arme, und ihr war, als wollte er sie gar nicht mehr loslassen. Als die Prinzessin wieder frei war, rannte sie vor ihm weg und rief: „Fang mich doch, du kriegst mich nicht!"

Der Onkel humpelte los und drohte: „Wenn ich dich kriege, mußt du auf meinen Schoß kommen und mich streicheln."

Ausgelassen lief der Onkel hinter der Prinzessin her, und bald saßen sie beide prustend im Gras und lachten.

Aber immer öfter hatte die Prinzessin dabei ein komisches Gefühl. Der Onkel hielt sie immer länger fest. Er achtete nicht auf ihren Widerwillen. Sie mochte seine Umarmungen plötzlich nicht mehr. Das Spiel mit dem Onkel war nicht mehr lustig, sondern machte ihr angst.

Einmal ging sie wieder mit dem Onkel spazieren. Sie durfte auf seiner Geige spielen, und der Onkel lehnte sich von hinten ganz eng an sie. Er streichelte ihre blonden Haare, ihren Rücken. Eine Gänsehaut kroch ihr am Körper hoch.
„Streichel du mich auch, dein Onkel wird doch von niemandem gestreichelt", stöhnte er. Aber die Prinzessin mochte ihn nicht streicheln. Sie mochte auch nicht mehr auf seinen Schoß gezogen werden. Die Zärtlichkeiten des Onkels fühlten sich in letzter Zeit immer häßlicher an. Die Prinzessin fühlte sich auf den Spaziergängen überhaupt nicht mehr wohl.
Und als der Onkel eines Tages wieder einen langen Brummkuß von ihr haben wollte, schrie sie ihn an: „Nein! Ich will dir keinen Brummkuß geben! Ich mag dich nicht mehr!" Sie drehte sich um und rannte davon.
Der Gärtner, der das gehört hatte, sah erstaunt hoch. Die Prinzessin hatte nein gesagt! Der Gärtner erzählte es der Bäckersfrau im Dorf, die erzählte es dem königlichen Koch, und der erzählte es der Königin.
Sofort ließ die Königin die Prinzessin zu sich rufen und fragte sie, weshalb sie so laut nein gerufen hatte.
Die Prinzessin schüttete der Mutter ihr Herz aus. Sie erzählte, wie der Onkel sie bedrängt hatte und daß sie sich ganz schrecklich dabei gefühlt hatte.
Die Königin nickte verständnisvoll mit dem Kopf. „Ich bin sehr stolz auf dich", sagte sie schließlich zu der Prinzessin. „Es war richtig, daß du ganz laut nein gesagt hast. Nein ist ein besonders wichtiges Wort. Der Onkel hat sich nicht darum gekümmert, daß du seine Berührungen nicht mochtest. Doch wenn du zu jemandem deutlich nein sagst, dann muß das jeder hinnehmen, auch wenn es dein Onkel ist."
Auf den Onkel war die Königin so böse, daß sie ihn aus dem Schloß wies und ihn nie mehr wiedersehen wollte.

Interpretationshinweise

Über die Figuren des Märchens

Prinzessin

Sie ist ein verwöhntes Kind. Die typischen Mädchenattribute sind Grundlage ihrer Erziehung. Sie wächst in einer heilen Welt auf, bis sie die Übergriffe des Onkels zu spüren bekommt. Der Onkel bietet sich als Freund an. Die Prinzessin hat nur Erwachsene als Freunde, denn auf dem Schloß lebt sie recht isoliert. Die Prinzessin mag den Onkel als Spielgefährten gern. Doch als er sie immer mehr bedrängt, spürt sie, daß sie sich wehren und laut und deutlich nein sagen muß.

Onkel

Der Onkel beschäftigt sich mit der Prinzessin. Er zeigt ihr die Natur, bringt ihr Geigespielen bei und gibt ihr Zärtlichkeit und Zuwendung. Er besitzt ihr Vertrauen. Über seine Behinderung versucht er, ihr Mitleid zu erwecken. Er appelliert an ihr Gewissen. Sie soll Rücksicht auf ihn nehmen, „lieb“ zu ihm sein und ihn sogar streicheln. Er rechnet jedoch nicht mit dem Nein der Prinzessin und muß schließlich die Konsequenzen aus seinem mißbräuchlichen Verhalten tragen.

Königin

Die Königin tritt wenig in Erscheinung, und doch ist sie die Person, die der Prinzessin die nötige Unterstützung gibt. Sie ist sensibel und hellhörig. Sie glaubt der Prinzessin und bestärkt sie darin, von ihrem Recht, Grenzen zu ziehen, Gebrauch zu machen. Und sie schützt ihre Tochter vor weiteren Übergriffen, indem sie den Onkel für sein Verhalten bestraft.

Gärtner —→ Er beobachtet die Prinzessin und den Onkel. Er wundert sich über das Nein der Prinzessin und sorgt durch die Verbreitung seines Wissens für Hilfe. Dies geschieht zwar unbewußt, doch trotzdem wird hier deutlich gezeigt, daß auch außenstehende Menschen eine wichtige Rolle spielen. Sie müssen die Augen offenhalten, wenn es um Mißhandlung und den Mißbrauch von Kindern geht.

Arbeitsvorschläge

GESPRÄCHE

- Wie stellst du dir das Leben in einem Schloß vor?
- Welche Wünsche hast du? Wer erfüllt deine Wünsche?
- Gibt es Menschen, denen du besonderes Vertrauen entgegenbringst?

Warum? Wie haben sie sich das verdient?

Wurde dein Vertrauen schon einmal enttäuscht?

- Niemand hat die Prinzessin je „nein“ sagen hören. Aber plötzlich wird dieses Wort für sie sehr wichtig. Welche Erlebnisse führen dazu?

Die Gesprächsleiterin führt den Begriff Mißbrauch ein und erklärt ihn. (Hinweise dazu siehe Einleitung Seite 7)

- Welche Bedeutung hat für dich das Wort „nein“?
- Was stellst du dir unter einem kleinen und einem großen Nein vor?

Nenne Beispiele.

- Hattest du schon einmal ein Erlebnis, bei dem du das große Nein gebraucht hast?
- Sammle verschiedene Wörter und Sätze, die ein Nein ausdrücken.
- Die Prinzessin soll dem Onkel eine Brummkuß geben. Welche Art

von Küssen gibt es noch? Wer gibt dir welche Küsse? Wessen Küsse magst du? Wessen Küsse magst du nicht?

(Begleitmaterial: z. B. Marion Mebes und Lydia Sandrock 1991)

- Was hätte die Prinzessin tun können, wenn niemand sie gehört und ihr geholfen hätte?

Aktivitäten →

1. Ein Schloß aus Schachteln basteln.

2. Einen Schloßgarten aus Plastilin gestalten.

3. Situationen malen, in denen Kinder NEIN! sagen (Sprechblasen).

4. Ein Spinnennetz malen.

5. Nein-Spiele.

(Begleitmaterial: z. B. Gisela Braun 1989)

Nein-Kreis

(Gruppenspiel) Ein Mädchen darf auf beliebige Weise ein Nein äußern (z.B. nö; nie; nicht ...). Die anderen geben dieses Nein reihum im gleichen Tonfall, in der gleichen Lautstärke und mit gleicher Körperhaltung weiter.

Ziel: Die Mädchen spüren, daß ein leises Nein weniger Kraft hat als ein lautes. Sie spüren die Energie in der eigenen Stimme. Sie beobachten und deuten eine Körperhaltung.

Nein-Ja-Spiel

(Für zwei Spielpartnerinnen) Ein Mädchen sagt ja, die andere setzt „nein" entgegen. Jede versucht, die andere zu überzeugen, bis eine aufgibt oder beide lachen.

Ziel: Die Mädchen üben spielerisch, auf ihrem Standpunkt zu beharren und sich durchzusetzen.

Der Hund kommt

(Gruppenspiel) Benötigt wird ein Stoffhund. Eines der Mädchen bekommt den Stoffhund, ein anderes spielt die Prinzessin. Der Hund bedroht die Prinzessin. Er ist abgerichtet auf einen bestimmten Befehl, z. B. „nein", „hau ab". Findet die Prinzessin das richtige Wort, bevor der Hund sie fängt, muß der Hund brav sein. – Wer sich einen neuen Nein-Befehl ausgedacht hat, darf in der folgenden Runde den Hund spielen.

Ziel: Die Mädchen lernen, auch unter Anspannung nein zu sagen.

Der Nein-Wolf

(Spiel mit einer Wolf- oder Hundehandpuppe) Der Nein-Wolf versucht, die Mädchen zu fangen. Er verfolgt sie oder versucht sie zu hintergehen, damit sie unvorsichtig werden („Hilf mir, mein Bein tut so weh!"). Die Mädchen können auf verschiedene Art versuchen, sich vor ihm in Sicherheit zu bringen: durch Weglaufen, Verstecken, Neinsagen. Das Tier greift an, doch sobald ein Mädchen „nein!" ruft, kann der Wolf sie nicht mehr beißen. Wenn ein Mädchen nicht schnell genug reagiert und „gebissen" wird, muß sie ins „Krankenhaus" und

darf nach kurzer Genesungspause wieder mitspielen.

Spielfortsetzung: Wem noch ein anderes Wort einfällt, welches das böse Tier stoppen kann, darf selbst den Wolf spielen.

Ziel: Die Kinder üben, im Gefahrenmoment nein zu sagen. Wenn sie sich in der Rolle des Tieres befinden, lernen sie selbst, ein Nein zu akzeptieren.

6. Eine Krone basteln, als Prinzessin verkleiden.

5. Geschichte
Gibt es Gespenster?

Thema: Intuitionen

Vage Gefühle und befremdende Erlebnisse sind oft das einzige, was Mädchen von einem Mißbrauch wahrnehmen können.
Den eigenen Gefühlen zu vertrauen bedeutet, selbstsicher zu sein. Doch dieses Vertrauen geht bei Mißbrauch verloren. Denn die Täter deuten ihre Tat um und verharmlosen sie. Die Umdeutung steht im Widerspruch zu den Gefühlen des Mädchens. Das Mädchen ist folglich irritiert und kann selbst nicht sicher einschätzen, was ihr geschieht. Häufig spricht sie nicht darüber.
Wenn sie aber doch jemandem davon erzählt, werden ihre Äußerungen vielfach nicht verstanden oder nicht ernst genommen, sondern weggeschoben und verharmlost. Diese Tendenz macht sich im Alltag schon in dem Moment bemerkbar, in dem wir einem Kind mit einer kleinen Verletzung erklären, daß das nicht weh tut, und es einfach wegschicken. Das Kind fühlt anders, erlebt aber die Umdeutung als aussagestark und klarer als die eigenen Gefühle, denn ihm wurde beigebracht, daß Erwachsene mehr wissen als Kinder.
Kinder brauchen die Bestärkung, daß sie ihren eigenen Gefühlen vertrauen können (Vgl. Braun (1989).

Pädagogischer Hintergrund

Auch wenn Kinder Mißbrauch nicht bewußt und wach erleben, nimmt das Gehirn die Übergriffe auf, speichert sie und sorgt für Komplikationen in der Gefühlswelt.
In der Geschichte wird dargestellt, wie ein Mädchen an ihrer eigenen Wahrnehmung zweifelt. Isabell glaubt nicht an Gespenster. Trotzdem hat sie immer wieder das Gefühl, daß es doch welche gibt, und eines davon scheint sie immer wieder nachts zu besuchen. Sie erzählt ihrer Mutter davon. Aber die nimmt sie mit ihrem

Kummer nicht ernst. Isabell bekommt Schlafstörungen. Angst besetzt ihre Wahrnehmung und breitet sich in ihr aus. Sie verliert immer stärker den Bezug zur Realität. Alpträume belasten sie, so daß sie regelrechte Furcht vor dem Schlaf entwickelt, der doch eigentlich Entspannung und ein Abschalten vom Alltag bringen soll. Unterstützung bekommt Isabell schließlich von ihrer Freundin Susanne. In ihr findet sie endlich jemanden, der ihr glaubt und es nicht als Phantasterei abtut, was sie erzählt. Susanne ermutigt Isabell, das Gespenst „zu fangen".

Isabell findet heraus, daß ihr Vater das Gespenst ist, das sie nachts besucht. Susanne verspricht, gemeinsam mit ihr Hilfe zu suchen.

Isabell erlebt, daß ihre Wahrnehmung sie nicht getäuscht hat. Durch Gespräche über dieses Thema bekommen Mädchen wieder mehr Mut, ihren Gefühlen zu vertrauen.

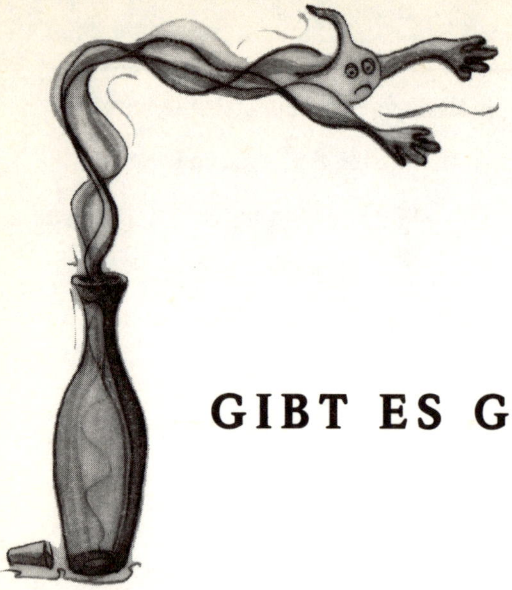

GIBT ES GESPENSTER?

„Gespenster gibt es nicht“, beruhigte die Mutter Isabell und schob eine Hänsel-und-Gretel-Kassette in den Rekorder. Sie strich Isabell die langen Ponyhaare aus dem Gesicht.

„Aber . . .“, wollte Isabell gerade antworten, doch die Mutter legte ihr einen Finger auf den Mund, sagte „gute Nacht“ und ging leise hinaus. Isabell war allein – allein in dem Zimmer, in das nachts die Gespenster kamen.

Durch die Ritzen der Rollos zwängten sich die Lichter der vorbeifahrenden Autos und warfen geisterhafte Schatten, die an der Zimmerdecke entlanghuschten und vor dem Kleiderschrank im Boden verschwanden. Der Märchenerzähler beschrieb, wie Hänsel und Gretel im Wald Kieselsteine auf den Weg warfen.

Isabell fuhr erschrocken hoch. Knisterte da nicht etwas unter ihrem Bett? Angespannt lauschte sie. Bewegte sich etwas neben ihrem Bett?

„Mama, Mama!“ schrie sie voller Angst.

Sogleich kamen Mutter und Vater in ihr Zimmer gestürzt. Doch sie zogen nur den heruntergefallenen Teddybären unter ihrem Bett hervor. Die Mutter legte ihn in Isabells Arm und wickelte beide in die warme Decke ein.

Wieder lag Isabell allein im dunklen Zimmer. Die Angst schnürte ihr die Kehle zu. Sie sah Gestalten vorbeihuschen. Sie hörte Stimmen flüstern. Sie spürte einen Druck auf ihrer Decke. Saß da ein Gespenst auf dem Stuhl? Oder hingen dort nur ihre Anziehsachen?

Gebannt starrte sie in die Finsternis. Ihre Augen brannten, und genau in dem Moment, als sie für eine Sekunde die Lider schloß, bewegte sich das Gespenst auf dem Stuhl. Als sie die Augen öffnete, verharrte es wieder bewegungslos.

Sie drückte sich eng an die Wand, zuckte aber sofort wieder zurück, denn sie erschrak vor dem weichen Fell des Teddybären, der dort lag. Hänsel und Gretel schubsten gerade die Hexe in den Ofen, füllten sich die Taschen mit Lebkuchen und machten sich auf den Heimweg. Isabell fielen die Augen zu.

Im Schlaf wartete schon die unheimliche Kellerfee auf sie. Inmitten von altem Gerümpel und Sperrmüll bewachte die Fee ihre sieben Gespenster in sieben Flaschen. Isabell träumte, daß sie Kartoffeln aus dem Keller holen mußte. Aus den Ritzen der Kartoffelkiste lugten die Keime der Kartoffeln hervor. Das sah gruselig aus. Plötzlich saß die Kellerfee auf der Kiste. Isabell zuckte zusammen und stieß an die Flaschen, die hinter ihr standen. Sie fielen klirrend um, und heraus krochen die Gespenster der Kellerfee. Sie wurden immer größer und größer und streckten ihre Hände nach Isabell aus. Sie wollte weglaufen, aber sie konnte sich nicht von der Stelle rühren. Wie gelähmt stand sie da.

Isabell erwachte mit Tränen auf den Wangen. Immer wieder erlebte sie nachts diese schrecklichen Dinge. Es plagten sie Zweifel, ob das alles wirklich nur Traum und Einbildung war. Die Geräusche klangen oft so echt. Sie hörte Stöhnen, fühlte Berührungen, und doch dann war nichts zu sehen. Wieder schlief sie ein und wurde kurz darauf von Geräuschen hochgeschreckt. Aber nur der Vater saß an ihrem Bett und deckte sie gerade zu.

„Schlaf weiter, meine Kleine, du hast nur böse geträumt. Du weißt doch, Gespenster gibt es nicht."

Isabell legte sich zurück in ihre Kissen. Vater war ja jetzt da und paßte auf.

Am nächsten Tag verriet Isabell ihrer besten Freundin Susanne ihr schlimmes Nachtgeheimnis. „Ich weiß gar nicht, was ich machen soll.

Es ist einfach immer wieder so", klagte sie bedrückt.

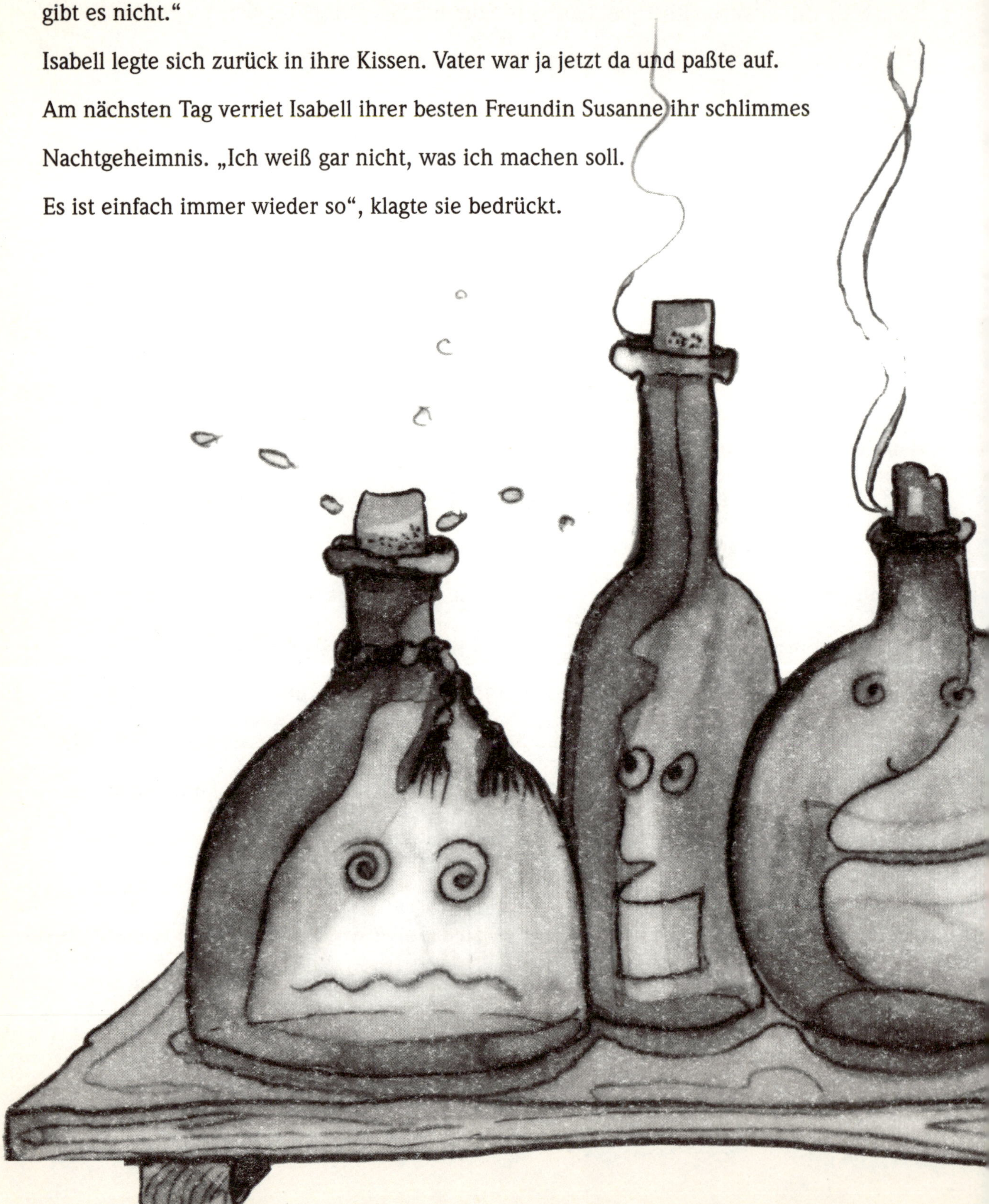

„Mensch, das ist aber spannend. Vielleicht gibt es ja wirklich Gespenster. Oder jemand will dich ärgern. Ich glaub' nicht, daß du spinnst! Laß uns dein Gespenst mal fangen."

Gemeinsam entwickelten sie einen Plan. Jetzt, da Susanne ihre Sorgen teilte, fühlte Isabell sich nicht mehr so alleine. Sie konnte dem Geheimnis der Nacht ein wenig mutiger begegnen.

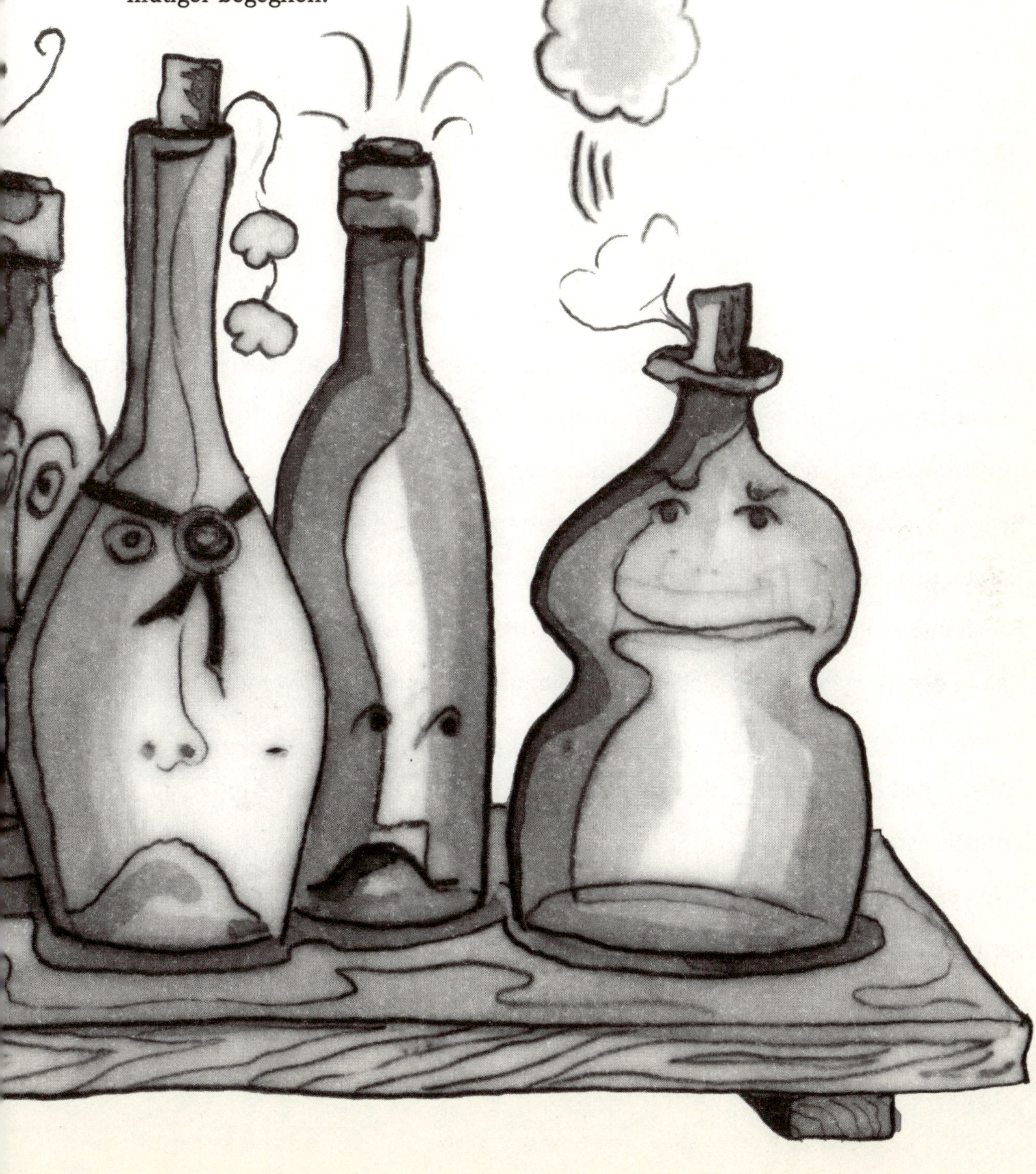

Am Abend versuchte Isabell, nicht einzuschlafen. Sie hatte Susannes Taschenlampe mit ins Bett genommen und wollte unbedingt wach bleiben. Jedes Geräusch, jeden Schatten beleuchtete sie und stellte fest, daß gar nichts Furchterregendes zu sehen war. Und trotzdem hatte sie das Gefühl, daß die Geräusche und Unheimlichkeiten Wirklichkeit waren. Aber immer wieder überkam sie der Nachtschlaf und beendete ihre Detektivarbeit.

So geschah es viele Nächte hintereinander. Am Morgen wurde Isabell jedesmal mit Ungeduld von Susanne erwartet. Es gab nichts über Gespenster zu berichten, doch Isabell gab nicht auf.

Nacht für Nacht wartete sie. Und eines Nachts geschah es dann. Sie lag noch wach, als sich langsam die Tür öffnete. Im Schein des Flurlichts kam ihr Vater zu ihrem Bett. Er setzte sich. Er deckte sie auf. Er streichelte ihren Oberkörper. Er streichelte sie an den Beinen und zwischen den Beinen. Doch dieses Streicheln war irgendwie komisch. Es machte ihr angst, und sie stellte sich schlafend.

Erst als der Vater das Zimmer wieder verlassen hatte, wich die Erstarrung aus ihrem Körper, und Fragen wirbelten in ihrem Kopf herum. Warum streichelte Vater sie am Bauch und an den Beinen? Warum fühlte sich das so komisch an?

Erst in den Morgenstunden schlief Isabell ein, und sie fand nur schwer in den Tag hinein, als die Mutter sie weckte.

„Mama, gibt es Gespenster, die so aussehen wie Papa?“ fragte sie ihre Mutter am Frühstückstisch.

„Nun spinnst du aber wirklich. Hör mit so einem Unsinn auf. Du siehst ja Dinge, die es gar nicht gibt.“

„Aber heute nacht war Papa ein Gespenst“, behauptete Isabell.

„Jetzt ist Schluß! Es wird Zeit, daß du zur Schule gehst. Kämm noch dein Haar und zieh die Jacke an. Bestimmt kommst du zu spät.“ Die Mutter begann geschäftig den Frühstückstisch abzuräumen.

Der Unterricht hatte schon begonnen, als Isabell in die Klasse kam. Sofort vertraute sie Susanne flüsternd ihr nächtliches Erlebnis an.

Die Freundin was empört: „Dein Vater ist aber doof. Ich habe schon mal von so etwas gehört. Bestimmt bildest du dir diese Geschichte nicht ein. Ich glaube, dein Vater darf das gar nicht mit dir machen.“

„Ich bin mir ganz sicher, das alles so war, wie ich es dir erzählt habe.“

„Bestimmt. Wir müssen jetzt unbedingt eine finden, die uns das glaubt und die dir hilft“, sagte Susanne zuversichtlich und legte den Arm um Isabell, obwohl die Lehrerin sich gerade über ihr Getuschel beklagt hatte.

Interpretationshinweise

Über die Figuren des Märchens

Isabell →

Isabell hat in letzter Zeit immer Angst vor dem Einschlafen. Sie hört, sieht und spürt Gespenster in ihrem Zimmer. „Zum Glück" ist dann immer wieder ihr Vater da, der sie beruhigt und sie wieder zudeckt. Er versichert ihr, daß nichts passieren kann, wenn er bei ihr ist.

Trotzdem nimmt die Angst einen immer größeren Raum in ihrem Leben ein. Aber sie zweifelt solange an ihren Gefühlen, bis ihr schließlich jemand glaubt und sie erfährt, daß ihre Furcht nicht grundlos war.

Vater →

Der Vater beruhigt Isabell und verspricht, auf sie aufzupassen. Sie vertraut ihm. Doch dann tut er ihr heimlich Dinge an, die das Mädchen nicht versteht.

Mutter →

Isabell vertraut ihre Ängste der Mutter an, aber die will sie nicht verstehen. Sie hört nicht genau hin und hinterfragt nicht, was die Sorgen ihrer Tochter zu bedeuten haben. Damit zeigt sie das typische Verhalten einer Mutter, die den Gedanken von sich weist, daß ihr Mann die Tochter mißbraucht. Sie will nichts davon wissen. Das Ganze erscheint ihr einfach zu ungeheuerlich.

Arbeitsvorschläge

Gespräche

- Wie stellst du dir Isabell vor? Welche Haarfarbe und welche Augenfarbe hat sie? Wie groß ist sie?

Kinder identifizieren sich stark mit einer selbstgestalteten Figur und fühlen sich ihr näher.

- Warum hat Isabell Angst? Wovor erschreckt sie sich?

Dazu zählen auch: Geräusche, Bewegungen, Lichtschatten, Dunkelheit, Stimmen, Schlaf, Träume, Teddy.

- Hattest du auch schon mal vor solchen Dingen Angst?

Fürchtest du dich manchmal in der Nacht?

- Wie verhält sich Isabells Mutter, als sie ihr von ihren Ängsten erzählt?
- Wer glaubt Isabell? Wer hilft Isabell? Wer könnte ihr noch helfen?
- Wie bekämpft Isabell ihre Angst?

Wie verschafft sie sich Sicherheit darüber, daß sie nicht nur träumt oder phantasiert?

Wachbleiben, aufpassen, hinsehen.

- Isabell weiß nun, wer das Gespenst ist. Du auch?
- Was macht der Vater mit Isabell? Isabell konnte es nicht verstehen und einordnen. Kannst du es?

Sexueller Mißbrauch wird thematisiert.

- Wie könnte die Geschichte weitergehen?

Aktivitäten

1. Gespenster malen oder basteln.

2. Gespenstergeräusche erzeugen und auf Kassette aufnehmen.

3. Verbotsschild basteln: Für Gespenster verboten!

4. Flaschengespenst basteln.

Material: Pro Gespenst ein Watteböllchen (15 mm dick), ein Stück Gardine (20 cm), eine Nadel, 50 cm Nähgarn, Filzstifte, eine leere Flasche.

Bastelanleitung: Auf den Watteball Mund und Augen aufmalen. Den Faden mit der Nadel durch das Gardinenstück und anschließend von unten durch den Watteball ziehen. An dem Faden wird das Gespenst in die Flasche hinabgelassen. Der Flaschenhals wird mit einem Korken verschlossen, so daß das Gespenst in der Flasche hängt und schaukelt.

5. Mit einer Taschenlampe in einen dunklen Raum leuchten.

6. Spiele zur Intuition:

Wer ist der Dieb?

(Gruppenspiel ab 5 Jahre.) Benötigt wird ein Umschlagtuch. Eines der Mädchen wird mit dem lose um die Schultern gelegten Tuch vor die Tür geschickt. Die anderen wählen aus, wer von ihnen dem Mädchen das Tuch stehlen soll. Alle bewegen sich zwanglos im Raum, wenn das Mädchen hineinkommt. Die Diebin wartet eine Minute ab. In dieser Zeit soll das Mädchen die Situation erspüren und herausfinden, wer die Diebin ist, noch bevor ihr das Tuch weggenommen wird.

Ziel: Kinder üben genaues Beobachten, intuitives Erahnen einer Gefahr, Sensibilität für das Geschehen in der Gruppe.

Räuber

(Gruppenspiel ab 5 Jahre.) Benötigt werden Bauklötze, ein Hut, ein Sack.

Die Mädchen bilden einen Stuhlkreis. Jede hat einen „Goldklumpen", einen Bauklotz, offen auf den Knien liegen. Eine aus der Gruppe spielt den Räuber.

Der Räuber geht mit Sack und Hut umher und versucht, die Goldklumpen zu stehlen. Die Mädchen sollen erahnen, wer Opfer wird, und das Opfer schützen, indem sie ihm die Hand reichen. Das Opfer kann sich auch selbst bei den anderen Hilfe holen, indem es sie anfaßt.

Ziel: Sensibel werden für Bedrohung, Hilfe holen, Hilfe annehmen.

Gespenster einsperren

(Für vier Mitspielerinnen ab 5 Jahre.) Benötigt werden ein Spielplan (siehe Kopiervorlage), vier verschiedene Buntstifte, ein Würfel und ein Würfelbecher. Alle Gespenster sollen eingesperrt werden, damit sie niemanden mehr erschrecken können. Dies gelingt mit den „magischen" vier Strichen. Gewürfelt wird reihum. Es beginnt die jüngste Mitspielerin. Sie darf so viele Striche ziehen, wie ihr Würfel Augen zeigt. Mit jeweils vier Strichen kann ein Gespenst eingesperrt werden (siehe Beispiel). Alle Mitspielerinnen können an allen Gespenstern arbeiten. Wer den letzten Strich zieht, darf das eingesperrte Gespenst in seiner Buntstiftfarbe anmalen. Es gewinnt, wer zum Schluß die meisten Gespenster eingesperrt hat.

Ziel: Die Mädchen sollen den Vorgang nachvollziehen, dem Unheimlichen Grenzen zu setzen.

ZUTRITT FÜR GESPENSTER VERBOTEN!

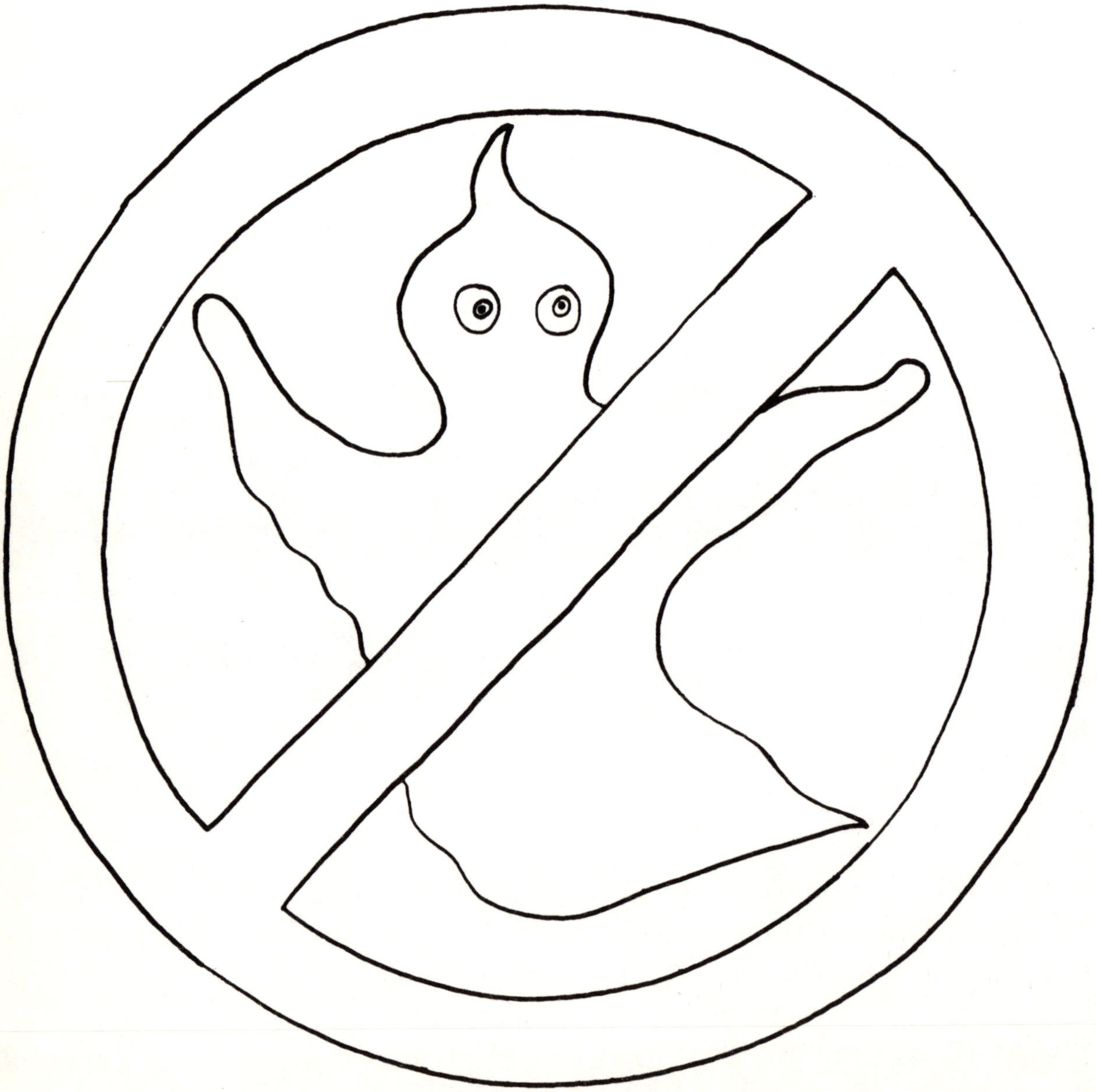

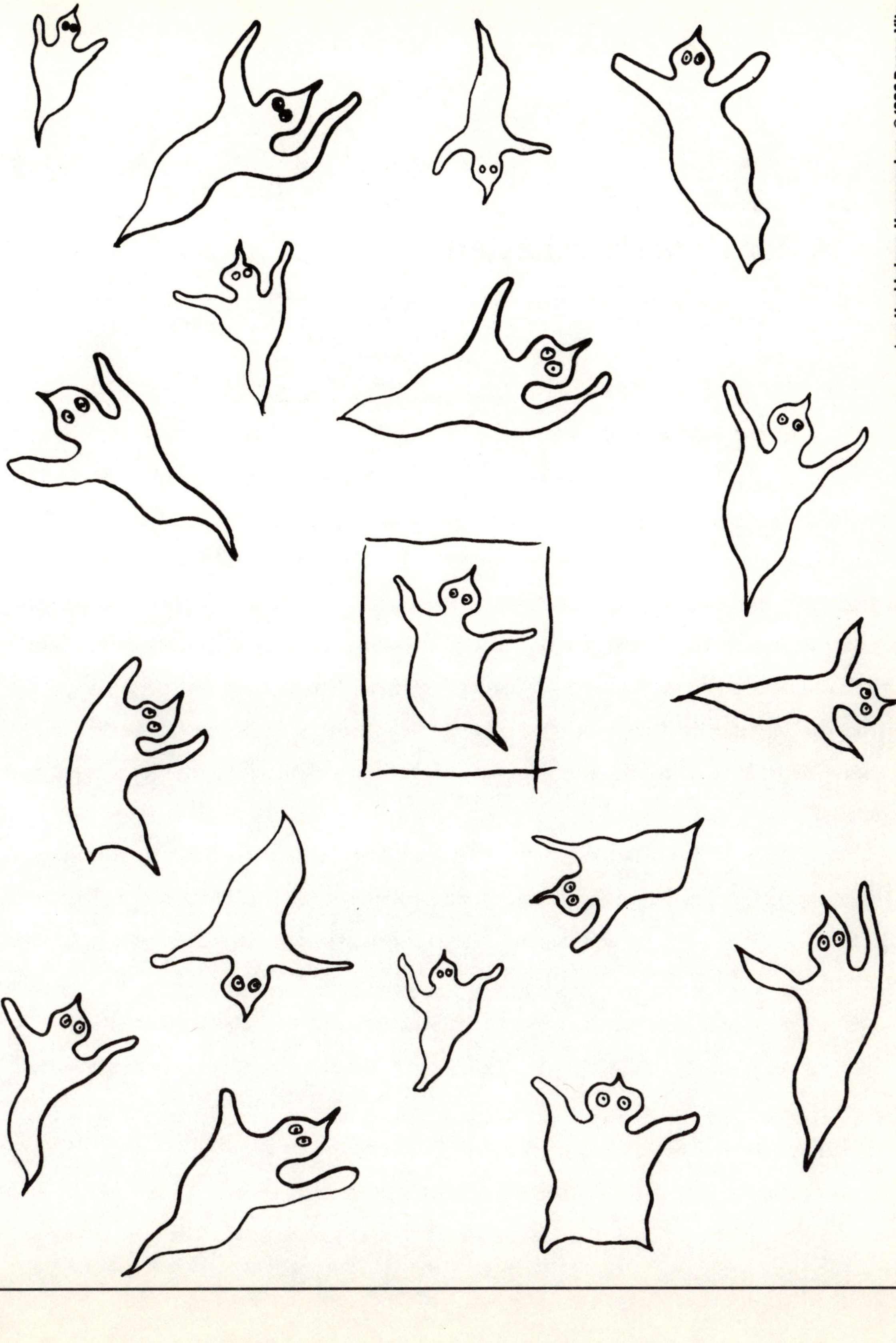

6. Geschichte
Der Geheimniskasten

Thema: Geheimnisse

Häufig ist ein sexueller Mißbrauch mit einem Geheimnis verbunden. Nicht immer muß dabei ein Schweigegebot ausgesprochen werden. Auch die Wortlosigkeit der Tat macht schweigen.

Doch viele Täter sprechen klare Drohungen aus. Sie drohen dem Mädchen zum Beispiel an, daß es Bauchschmerzen bekommen wird, wenn es jemandem von der Tat erzählt. Sie bestrafen die Mutter des Mädchens mit abweisendem Verhalten. Wenn die Mutter dann traurig wird, spürt das Mädchen die Gefahr, die von dem Täter ausgeht, und dies erschwert ebenfalls eine Offenlegung des Erlebten. Das Mädchen schweigt aus Angst.

Oft deuten die Täter ihre Handlungen um und bezeichnen sie als „unser süßes, kleines Geheimnis". Sie stellen die Tat als positives Erlebnis dar und reden dem Mädchen ein, daß es schön sei und Spaß bringe, was sie mit ihm machen.

Viele Mädchen fühlen sich schließlich mitschuldig, zum Beispiel weil sie die ersten Übergriffe nicht sofort einordnen und sich dagegen wehren konnten. Auch deshalb schweigen sie. Der Mißbrauch schleicht sich für die Mädchen häufig unbemerkt in die Beziehung zum Täter ein, so daß sie keine Möglichkeit haben, sich frühzeitig mitzuteilen.

Auch gibt der Täter den Mädchen oftmals direkt die Schuld, indem er sie als „kleine Lolitas" abstempelt. In der Rolle der „Prinzessin" genießen die Mädchen ein Gefühl von Macht, allerdings mit einem sehr bitteren Beigeschmack.

Ist der Vater oder Stiefvater der Täter, kommt noch hinzu, daß Mädchen die Eifersucht der Mutter fürchten. Sie fühlen sich schuldig im Sinne einer Geliebten, die der Mutter den Mann nimmt.

Die Scham, sich zu offenbaren, hindert die Mädchen daran, Hilfe zu suchen, und so werden sie in diesen Beziehungen über lange Zeit zu Opfern.

Pädagogischer Hintergrund

Die Geschichte will Mädchen an das Thema Geheimnisse heranführen. Mißbrauchsgeheimnisse sind für Mädchen sehr bedrohlich, denn sie verhindern oft, daß die Kinder sich Hilfe holen. Es gibt eine Vielzahl von Drohungen, die die Täter aussprechen, um Mädchen einzuschüchtern. In der Geschichte können nur zwei Beispiele angeführt werden.

„Der Geheimniskasten“ zeigt Mädchen die Möglichkeit auf, jemandem ihre Sorgen anzuvertrauen, ohne daß es schlimme Folgen für sie hat.

Bei einem großen Geheimnisdruck ist es ihnen nahezu unmöglich, sich mitzuteilen, ohne daß ihnen Worte gereicht werden. In der Geschichte wird der Begriff Geheimnis deshalb von seiten einer alten Frau in das Gespräch eingebracht.

Beginnen Mädchen daraufhin zu reden, ist es wichtig, genau hinzuhören und nachzuhaken. (So ergibt sich in der Geschichte zum Beispiel ein Anhaltspunkt, als das Mädchen namens Nicole fragt: „Aber niemand würde krank werden und sterben?“)

Nicole berichtet der alten Frau über ihr Geheimnis, deckt dabei aber nicht gleich alles auf. Die alte Frau kann warten. Sie nimmt sich die Zeit, die Nicole braucht, um Vertrauen zu gewinnen und um zu begreifen, was mit ihr geschieht.

DER GEHEIMNISKASTEN

Inmitten der Stadt, zwischen Straßen, Mietshäusern und Garagen stand seit nun fast 100 Jahren ein kleines Haus, das gar nicht in die moderne Umgebung paßte. Der graue Putz zeigte Risse, die Farbe an der verwitterten Fassade blätterte, und die Fensterläden hingen schief in den Angeln. Zwischen den Läden drängten sich kleine Fenster, und in einem davon war der Stammplatz einer schwarzen Katze, die sich hier das stumpfe Fell von den Sonnenstrahlen wärmen ließ. Der wilde Garten war von einem Zaun eingerahmt, dessen grüne Farbe schon längst abgeblättert war. In dem Haus wohnte eine alte Frau, die schwerfällig an einem Stock ging.

Obwohl das Häuschen so alt und unansehnlich war, wirkte es durch die üppig blühenden Rosenbüsche, die davorstanden, einladend und geheimnisvoll. Die Kinder liebten es, aber sie fürchteten sich ein wenig vor der alten Frau. Dabei war die Frau eigentlich sehr lieb, denn sie ließ die Kinder in ihrem Garten spielen. Dort stand ein großer Kirschbaum. Die Kinder kletterten oft hinauf bis in ein altes selbstgebautes Baumhaus. Sie spielten Raumschiff und besprachen ihre Pläne. Im Sommer brachte die alte Frau ihnen gekühlten Saft. Im Winter kochte sie ihnen Kakao. Und trotzdem war ihnen die Alte mit ihrer Katze unheimlich.

„Bestimmt ist sie eine Hexe“, munkelte Lars, als sie wieder einmal im Baumhaus saßen. „Alle Hexen haben schwarze Katzen und sind freundlich zu Kindern. Die will uns bestimmt nur anlocken . . .“
„. . . und uns in den Ofen schieben!“ vollendete Susanne seinen Satz mit nicht zu überhörendem Spott.
Alle Kinder redeten aufgeregt durcheinander. War die Frau nun eine Hexe oder nicht? Was sprach dafür und was dagegen?
Nur Nicole saß dabei und schwieg. Immer wieder dachte sie an ihren Opa.
„Sag du doch auch mal was dazu“, forderte Susanne sie auf.
„Laß mich, ich hab' Bauchschmerzen“, flüsterte Nicole.
„Ach, du bist ganz komisch geworden, du machst ja gar nicht mehr richtig mit.“
Nicole stand auf, und niemand bemerkte, daß sie wegging. Als sie gerade den Garten verlassen wollte, öffnete sich knarrend die Haustür, und die alte Frau fragte: „Na, Nicole, schon keine Lust mehr?“ Und noch bevor Nicole etwas erwidern konnte, fuhr sie fort: „Komm doch herein, ich habe gerade Saft eingeschenkt, es ist ja heute wieder richtig heiß.“
Nicole hätte lieber abgelehnt, aber sie traute sich nicht. Sie ging hinein und betrat die kleine Wohnküche. Als sie sich auf das durchgesessene alte Sofa setzte, verschwand sie fast hinter dem Küchentisch. Nicole trank einen Schluck Saft.
„Ich habe dich schon seit einer ganzen Weile nicht mehr lachen gesehen“, begann die alte Frau. „Ich werde das Gefühl nicht los, daß dich etwas bedrückt.“
Nicole hielt das Glas mit beiden Händen fest und vermied es, die Frau anzusehen.
„Wenn du Sorgen hast, kannst du mir ruhig davon erzählen, vielleicht kann ich dir helfen“, ermunterte sie das Mädchen. Doch Nicole schwieg. „Manchmal hilft es schon ein wenig, über den Kummer zu reden. Wenn du etwas nicht verraten darfst, könnte ich

es für mich behalten, denn ich habe einen Geheimniskasten."

Nicole leerte hastig ihr Glas und fragte schüchtern: „Kann ich jetzt gehen?"

Die alte Frau nickte freundlich und sagte: „Ich freue mich, wenn du mich mal besuchen kommst." Sie humpelte voran zur Tür.

Wenige Tage später kam Nicole wieder zu ihr. Die alte Frau bat sie sogleich herein. Und wieder saß Nicole stumm auf dem Sofa und trank Saft. So kam das Mädchen noch oft.

Eines Tages fragte sie plötzlich: „Was ist ein Geheimniskasten?"

Die alte Frau rückte den Stuhl zurück, stand auf und sagte: „Warte, ich zeige ihn dir." Sie schlurfte davon, und kurz darauf brachte sie ein altes poliertes Holzkästchen unter dem Arm herein: „Das ist mein Geheimniskasten, und ich will dir auch erklären, was er für mich bedeutet."

Die alte Frau machte es sich in einem Sessel bequem, stellte die Füße auf eine Fußbank und den Geheimniskasten auf ihren Schoß. Sie öffnete langsam den Deckel und nickte versonnen mit dem Kopf.

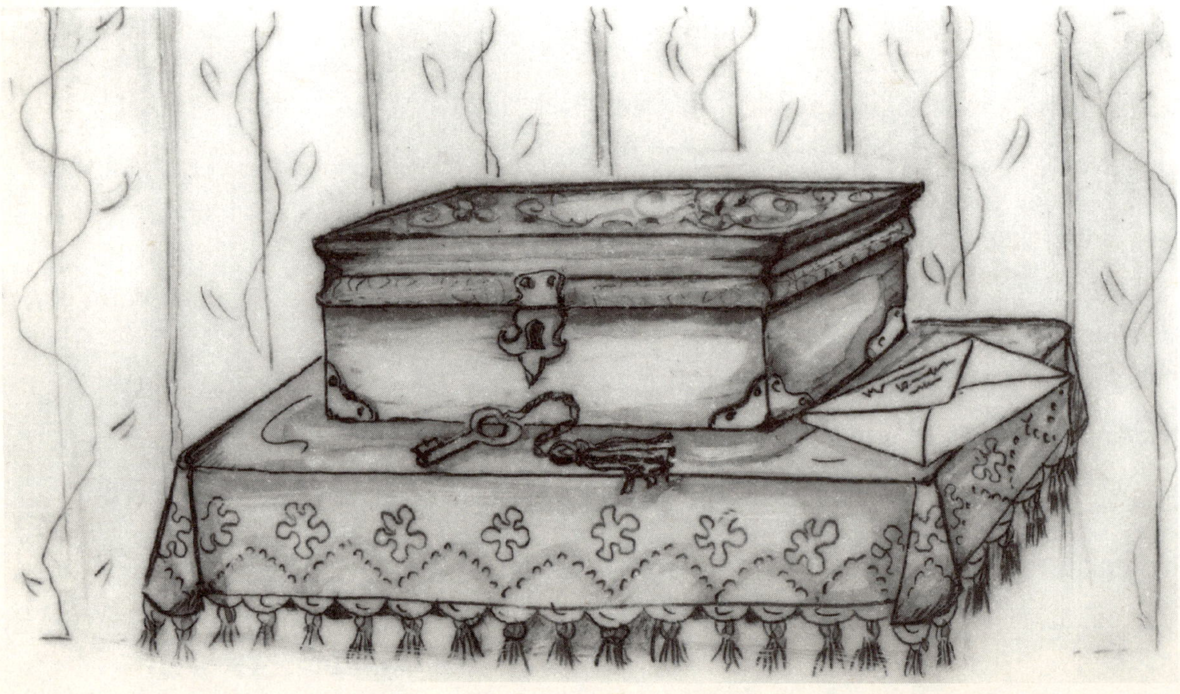

„Ich erinnere mich an ein kleines Mädchen. Es war damals ungefähr so alt wie du.“ Sie suchte im Geheimniskasten herum und zog dann einen vergilbten Zettel heraus.
„Da habe ich ihre Geschichte gefunden.“ Sie überflog die Zeilen und sprach weiter: „Auch sie war sehr still und redete kaum, bis sie eines Tages zu mir kam und weinte. Sie schluchzte, und ich hielt sie im Arm. Sie weinte und weinte, und schließlich vertraute sie mir etwas an. Sie mußte ein schweres Geheimnis für sich behalten. Niemandem durfte sie verraten, daß ihr Bruder komische Dinge mit ihr machte, wenn er mit ihr alleine war. Sie hatte Angst davor, doch der Bruder hatte ihr verboten, darüber zu reden.“
„Was wollte der Bruder seiner Schwester tun, wenn sie es verraten würde?“
„Er drohte, daß er sie verprügeln würde.“
„Aber niemand würde dann krank werden und sterben?“ fragte Nicole flüsternd.
„Nein. Es gibt eben viele verschiedene Drohungen, die alle angst machen und dafür sorgen, daß man keinem Menschen etwas erzählt.“ Die alte Frau machte eine Pause, sah Nicole direkt an und fragte: „Wenn du ein Geheimnis verraten würdest, würde dann jemand krank werden und sterben?“
Nicole nickte.
„Es gibt Geheimnisse, die Kindern sehr viel Spaß machen. Sie bauen sich eine Höhle, einen Geheimplatz, an dem sie keiner sieht. Sie verstecken ein Geschenk für Vater oder Mutter zu Weihnachten. Sie reden mit der Freundin heimlich über den ersten Jungen, in den sie sich verliebt haben. All das sind schöne und spannende Geheimnisse. Aber es gibt auch solche, die Kindern angst machen. Alle Geheimnisse sammle ich in meinem Kasten. Ich schreibe sie auf und stecke die Zettel hier hinein. Da bleiben sie und dürfen nur heraus, wenn ich es erlaube. Dein Geheimnis könnte ich auch hier hineinstecken.“
„Aber dann würde Oma krank werden und sterben.“

„Das wäre sehr schlimm. Wer sagt so etwas?“

„Der Opa!“

„Das muß ein böses Opageheimnis sein. Ich denke, dein Opa weiß gar nicht, wie dumm das von ihm ist. Solche Geheimnisse muß man eigentlich weitersagen, weil man sonst selber krank wird und Bauchschmerzen bekommt. Wenn ich dein Geheimnis höre und es nicht weitersage, wird die Oma dann auch krank?“

Nicole zuckte die Schultern.

„Dein Opa würde gar nicht merken, was du mir erzählst.“

„Aber es ist so schlimm.“ Nicole rollten Tränen über die Wangen. Sie schluchzte.

Die alte Frau stellte den Geheimniskasten zur Seite und setzte sich neben Nicole auf das Sofa. Sie nahm sie in den Arm und wiegte sie. Endlich wurde Nicole ruhiger, und die alte Frau forderte sie auf: „Erzähl mir dein Geheimnis!“

Und Nicole erzählte, daß sie und der Opa krank seien. „Immer wenn wir zusammen baden, sieht der Opa an meiner Scheide nach, ob ich noch krank bin. Er hat sich bei mir angesteckt, denn auch bei ihm ist es rot. Der Opa versucht, die Krankheit mit Reiben wegzumachen.“

Die alte Frau nickte: „Jetzt verstehe ich. Aber ich denke, daß dein Opa da ein ganz dummes Spiel mit dir spielt. Du bist bestimmt nicht wirklich krank, denn sonst würde er dich zu einem Arzt bringen. Sein Doktorspiel ist gar nicht erlaubt. Deshalb will er auch nicht, daß du es weitererzählst.“

Ungläubig sah Nicole die alte Frau an. Die fuhr fort: „Ich freue mich, daß du mir dein Geheimnis anvertraut hast. Ich werde es aufschreiben und in meinen Geheimniskasten legen. Du denkst nun darüber nach, was ich dir gesagt habe, und dann überlegen wir bei deinem nächsten Besuch, was wir mit diesem Geheimnis noch machen können.“

Endlich lächelte Nicole.

Gerade als sie beide zur Türe gingen, wurde von außen laut dagegen gepocht. „Sofort aufmachen“, rief eine Kinderstimme, „oder wir holen die Polizei!“

Die alte Frau öffnete die Tür. Draußen standen die Baumhauskinder und sahen sie verdutzt an. Lars stotterte verlegen: „Wir wollen Nicole wiederhaben. Sie können ihr nichts tun. Wir werden sie beschützen.“

Nicole drängte sich an der alten Frau vorbei und sagte: „Ihr braucht mich nicht zu retten, denn die Frau ist bestimmt keine Hexe. Sie wird mir helfen.“

„Und ich freue mich, daß Nicole so mutige Freunde hat, die es sogar mit einer Hexe aufnehmen wollen“, sagte die Frau freundlich. „Wie wäre es mit einer kleinen Erfrischung für die Hexenjäger?“

Interpretationshinweise

Über die Figuren des Märchens

Nicole → Nicole ist ein ängstliches, schüchternes Mädchen. Früher war sie anders, meinen ihre Freunde. Die Veränderung fällt sogar einer alten Frau auf, die versucht, das Vertrauen des Mädchens zu gewinnen. Nicole braucht sehr lange, um über ihr schlimmes Geheimnis zu reden. Sie merkt schließlich, daß sie nicht allein dasteht. Sogar ihre Freunde sind für sie da, und so wird Nicole es schaffen, sich zu befreien.

Alte Frau → Für die Kinder hat sie alles, was eine Hexe ausmacht. Sie sind ihr gegenüber ein wenig mißtrauisch, obwohl die alte Frau stets freundlich zu ihnen ist. Die Frau ermutigt Nicole, ihr ihre Sorgen anzuvertrauen. Dabei läßt sie dem Mädchen viel Zeit. Sie hat keine Berührungsängste gegenüber dem schwierigen Thema Mißbrauch. Die Frau zeigt sich ruhig, offen, stark und verläßlich.

Grossvater → Der Großvater hat mit Nicole ein Geheimnis. Schlimmes würde passieren, wenn Nicole erzählte, was nur sie und der Opa wissen – das redet er dem Mädchen ein. Der Großvater hat den Mißbrauch in ein Doktorspiel umgedeutet. Er benutzt die Ahnungslosigkeit und Angst des Mädchens, um sie zum Schweigen zu bringen. Er handelt ausschließlich zu seinem Nutzen und übernimmt keine Verantwortung für die Folgen, die sein Handeln hat.

Arbeitsvorschläge

GESPRÄCHE

- „Ich bin krank."

Gespräche über Krankheiten.

- Welche Badewannenspiele machen Spaß?

Welche Badewannenspiele kann man zu zweit spielen?

Mit wem spielst du in der Badewanne?

- Was ist ein Geheimnis?
- Wurde dir schon mal ein Geheimnis verraten?

Mit wem hast du ein Geheimnis?

- Welches Geheimnis hat Nicole mit dem Großvater?
- Wie unterscheiden sich Bauchwehgeheimnisse von schönen Geheimnissen?
- Was magst du an der alten Frau?
- Welche Rolle spielen Nicoles Freunde in der Geschichte?
- Kennst du andere Geschichten, in denen ein Geheimnis vorkommt?

Beispiel: das Märchen „Schneeweißchen und Rosenrot" – schlechtes und gutes Geheimnis.

- Wir schreiben ein „Badewannengeschichtenbuch" oder ein „Badewannenwitzbuch".

Aktivitäten →

1. Baumhaus malen.

2. Altes Haus inmitten einer modernen Stadt malen.

3. Fenster mit der schwarzen Katze als Collage kleben.

4. Badewannenbilder als Collage kleben mit allem,
was zur Badewanne gehört: Armaturen, Schaumbad, Spielsachen, etc.

5. Geheimniskasten aus Karton basteln und gestalten.

6. Doktorspiele mit Arztkoffer: Szenen „Beim Arzt“ und „Hausbesuch“ als Rollenspiele. (Begleitmaterial: Enders, Ursula und Dorothee Wolters, 1996)

7. Phantasiehaus malen:
Wie stellst Du Dir ein richtig altes Haus vor?
Wo steh Dein altes Haus? In den Bergen?
In der Stadt? In einem Dorf?
Oder an einem ganz anderen Ort?

7. Geschichte
Im Riesenland

Thema: Hilfe suchen

Die Signale, die Mädchen aussenden, um auf Mißbrauch aufmerksam zu machen, werden oft nicht verstanden, nicht zur Kenntnis genommen oder falsch ausgelegt.

Weil Erwachsene nicht hinhören, müssen Mädchen in der Regel mehrmals von Ängsten, Unsicherheiten und unverstandenen Erlebnissen berichten, bis sie jemanden finden, der begreift, was sie ausdrücken wollen. Häufig geben die Mädchen die Hoffnung auf Hilfe vorher auf und verstummen.

Jede auffällige Verhaltensänderung kann ein Hilferuf sein. Auch wenn das Mädchen eine bestimmte Person ablehnt, sollte das immer hinterfragt werden. So bekommt sie die Möglichkeit, Erklärungen und Begründungen abzugeben. Über Mißbrauch zu reden ist wichtig. Mädchen müssen Worte finden und Worte kennenlernen, um Mißbrauch zu benennen.

Pädagogischer Hintergrund der Geschichte

Das Riesenmädchen Nina erlebt Übergriffe des Stiefvaters. Sie muß mit ihm Pornofilme ansehen. Obwohl Nina stark, groß und mutig ist, erlebt sie ohnmächtig den Mißbrauch.

Pornographie ist für Kinder unverständlich. Beim Anschauen von Pornofilmen werden sie mit Geschehnissen konfrontiert, die außerhalb ihres Erfahrenshorizontes und jenseits ihrer sexuellen Reife liegen. Deshalb werden diese Produktionen nicht nur mit Neugier und Spannung angesehen, sondern sind für Kinder auch angstbesetzt.

Nina findet bei Erwachsenen keine Hilfe. Sie teilt ihre Sorgen mit einem Freund. Er wird ihr erster Verbündeter, denn er glaubt und hilft ihr. Schließlich finden die beiden Unterstützung bei seiner Lehrerin.

Nina teilt sich anderen mit und kann schließlich dem Mißbrauch entkommen. Die Geschichte soll Mädchen ermutigen, nicht aufzugeben, sondern immer weiterzusuchen, bis sie jemanden finden, der ihnen glaubt und hilft.

IM RIESENLAND

Weit oben in den hohen Bergen versteckt, so daß es niemand entdecken kann, liegt das Land der Riesen. Selbst wenn du mit einem Flugzeug darüber hinwegfliegen würdest, könntest du es nicht finden, weil die Riesen keine Häuser haben. Sie leben in großen Berghöhlen.

Und selbst wenn gerade ein Riese draußen herumliefe, würdest du ihn nicht erkennen. Denn die Riesen sehen Bäumen zum Verwechseln ähnlich. Sie sind ebensogroß wie Bäume, und ihre braunen Haare stehen wie knorrige Äste von ihren Köpfen ab. Weil sie auch braune Kleidung tragen, verraten die Riesen sich höchstens durch ihre roten, dicken Knollennasen.

Solche Nasen hatten auch das Riesenmädchen Nina, ihr Riesenstiefvater Kevin und ihr Riesenfreund Robert. Robert war ein großer Faulpelz, und seine Nase war daran schuld, daß Nina ihn im letzten Sommer wieder einmal beim Faulenzen erwischte.

Denn jedes Jahr sammeln die Riesen für den Winter Baumstämme, die sie in ihren Öfen als Brennholz verfeuern. Große Riesen tragen große Bäumstämme, und kleine Riesen tragen kleine. Nur Robert hatte mal wieder keine Lust mitzuhelfen. Erst trug er ganz, ganz kleine Stämmchen, und dann versteckte er sich unter den herumliegenden Ästen und Zweigen, um ein wenig auszuruhen. Mit seinen großen Händen schob er die Äste und etwas Laub über sich und schlief müde und warm ein.

Doch als Nina vorbeigelaufen kam, sah sie sofort seine dicke rote Nase leuchten und kicherte. Sie wollte Robert einen Streich spielen.
Mit ihren Riesenhänden griff sie vorsichtig nach zwei schlafenden Tauben, die in einem Baum saßen, und setzte sie in Roberts Nasenlöcher. Die Vögel trippelten aufgeregt hin und her. Das kitzelte, und Robert mußte niesen. Davon wachte er natürlich auf, und schon merkte er, daß Nina ihn entdeckt hatte. Sie stand da, hielt sich den Bauch vor Lachen und rieb sich die tränenden Augen.
Verlegen richtete Robert sich auf und brummelte etwas vor sich hin. Ohne sie noch einmal anzusehen, schnappte er sich einen dicken Baumstamm, hievte ihn auf seine Schulter und stolperte damit zur Holzsammelstelle. Robert hatte keine Angst, daß Nina ihn verraten würde. Schließlich waren sie Freunde, und er konnte sich auf sie verlassen. Freunde hielten auch im Riesenland zusammen.
Einige Zeit später, es war inzwischen Herbst geworden, brauchte auch Nina ihren Freund. Wieder einmal war sie sauer auf ihren Stiefvater. Sie saß auf ihrer Bettkannte und maulte vor sich hin, während sie auf einem Süßholz herumbiß. Ihrem Turm aus Bauklötzen versetzte sie so einen derben Fußtritt, daß er krachend und polternd zusammenfiel. Das Poltern war wirklich sehr laut, denn die Bauklötze von Riesenkindern sind ungefähr so groß wie Bananenkisten.
„Dieser blöde Vater, nie spielt er mit mir, nie hat er Zeit für mich. Aber ich soll immer die blöden Filme mit ihm angucken, wenn Mama abends nicht da ist. Dabei will ich viel lieber in Ruhe schlafen. Aber nein! Immer kommt er an mein Bett und schüttelt mich wach. Er sagt, wenn ich nicht zu ihm komme, dann erzählt er Mama, wie böse ich bin. Schließlich predigt sie immer: Sei lieb zu Papi!“ Wütend stand Nina auf, schlug heftig mit der Faust gegen den Türrahmen und lief hinaus. Die Haustür knallte hinter ihr zu.
Nina rannte los.

Die Bäume dröhnten wie Gewittergrummel, als Nina ihnen im Vorbeigehen einen derben Knuff verpaßte. Die Vögel flatterten erschrocken auf, und die Blätter schneiten nur so zur Erde herab.
Robert wird mich verstehen, dachte Nina, und so stapfte sie erbost zu ihm. Schließlich hatten auch seine Eltern immer zuwenig Zeit für ihn. Erwachsene waren ganz schön komisch.
Atemlos stürzte sie in Roberts Zimmer und schimpfte sofort lautstark los. „Ich bin vielleicht mal wieder sauer! Mußte meine Mutter ausgerechnet diesen blöden Typen heiraten? Glaubst du, der hätte irgendwann mal Zeit für mich? Der spielt nie mit mir, und überhaupt kann er nur meckern. Nichts kann ich ihm recht machen. Entweder ich bin zu laut, oder meine Noten sind zu schlecht. Oder ich prügele mich zuviel, und irgendwelche bescheuerten Eltern beschweren sich mal wieder über mich, weil ich eins ihrer lieben Kinderchen zu böse angesehen habe." Sie atmete tief durch und fühlte sich schon etwas besser.
Robert verstand ihren Kummer. „Du hast schon recht, nichts kann man richtig machen. Mein Vater ist auch nicht besser."
„Ja, aber wenigstens mußt du mit deinem nicht immer seine Filme gucken."
„Och, würde ich manchmal schon ganz gerne, darf ich aber nie."
„Nee, ich will diese Filme überhaupt nicht sehen. Die sind doch total bescheuert. Ständig sind die Frauen und Männer da nackig und machen so komische Sachen. Und mein Vater ist dann immer so aufgeregt, daß er einen Schluckauf bekommt. Er sagt zu mir, ich soll mir das genau ansehen. Ich soll das lernen, weil ich ja später auch mal eine Frau werde."
„Stimmt, das hast du mir schon mal erzählt. Auch deiner Lehrerin hast du's schon mal gesagt, stimmt's? Aber die hat nur geantwortet, daß sie das nichts angeht. Trotzdem

finde ich, daß der Kevin nicht diese Filme mit dir ansehen darf."

„Ja. Ich habe auch schon mal meiner Mutter davon erzählt, aber die hat mir ja nicht einmal geglaubt. Sie hat nur zu mir gesagt, ich soll bloß nicht solche Geschichten herumerzählen."

„Weißt du was? Ich meine, wir sollten es trotzdem weitererzählen. Ich glaube nämlich, daß das verboten ist. Diese Pornofilme sind nichts für Kinder in unserem Alter – auch wenn ich mir einmal ganz gerne einen ansehen würde."

„Du, irgendwie machen mir die Filme aber angst."

„Dann müssen wir erst recht jemanden finden, der uns glaubt und uns hilft. Aber wen?"

Nachdenklich stützte Robert seinen Kopf in die Hände.

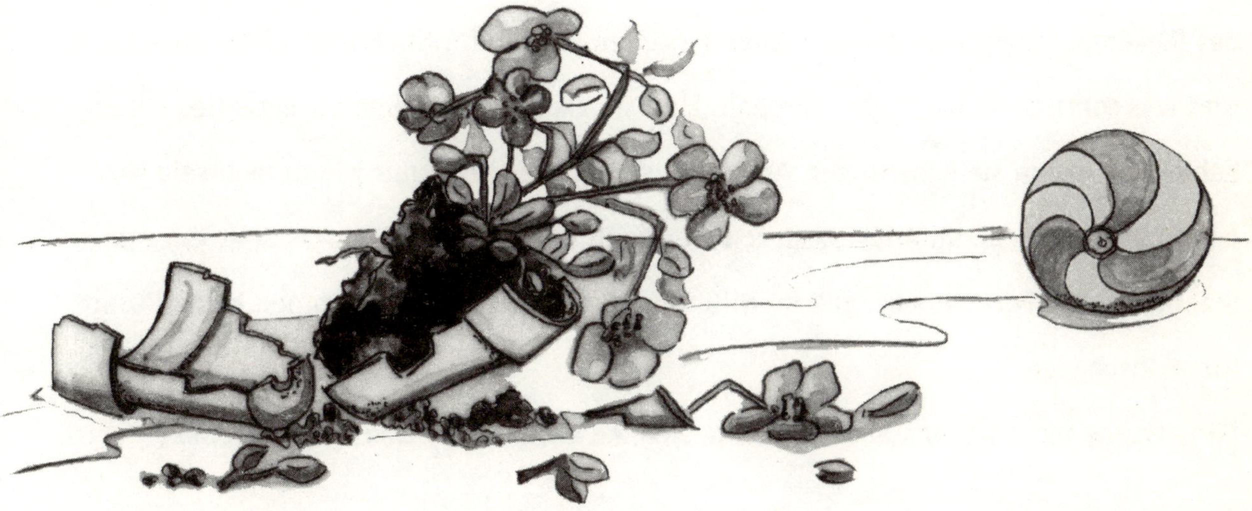

Nina versetzte einem herumliegenden Ball eine heftigen Tritt. Er flog gegen einen Blumentopf, der mit einem dumpfen Knall auf dem Boden zerschlug.

Roberts Mutter schaute zur Tür hinein und murmelte kopfschüttelnd: „Hätte ich mir denken können, daß Nina hier ist."

„Kann doch mal passieren", maulte Nina.

„Ich hab's!" Robert hob den großen Zeigefinger in die Höhe. „Wir sagen es der Jugendleiterin."
„Hab' ich auch schon probiert. Die hat nur geantwortet, ich soll meinem Stiefvater sagen, daß ich das nicht will." Nina zuckte mit den Schultern. Es schien aussichtslos: Niemand wollte ihr helfen.
„Du darfst nicht aufgeben, irgendwann bekommen wir bestimmt Hilfe." Robert überlegte angestrengt und biß sich dabei auf die Lippen. Dann schaute er Nina plötzlich entschlossen an. „Wir werden es meiner Lehrerin sagen. Die ist in Ordnung. Sie wird uns glauben."
Nina hatte Zweifel daran, doch am nächsten Morgen ging sie in der Pause zu Roberts Klassenzimmer. Gemeinsam berichteten sie der Lehrerin, was Nina bedrückte. Sie fragte das Riesenmädchen, was in den Filmen zu sehen sei, die ihr Stiefvater mit ihr anschaute, und was sonst noch alles dabei geschah. Und sie glaubte, was Nina ihr erzählte. Schließlich nahm sie Nina in den Arm. „Es ist gut, daß ihr zu mir gekommen seid. Ich kann verstehen, daß du Angst hast. Ich werde dir helfen, denn das, was dein Vater da macht, ist eine Form von sexuellem Mißbrauch. Er darf mit dir zusammen keine Pornofilme anschauen."
Nina wußte nicht warum, aber sie fühlte sich auf einmal sehr traurig und weinte.

Interpretationshinweise

Über die Figuren des Märchens

Nina

Das Riesenmädchen ist mutig und stark. Sie reagiert manchmal überreizt und aggressiv. So findet sie Ventile für ihre Wut. Sie weiß sich zu wehren, und eigentlich hilft sie sich immer selbst. Aber die Erlebnisse mit ihrem Stiefvater geben ihr ein Gefühl der Angst und der Ohnmacht. Nina weiß nicht mehr weiter. Und doch versucht sie immer wieder, ihre Sorgen anderen mitzuteilen, Gehör und Hilfe zu finden.

Robert

Ninas Freund kann sich gut in Nina einfühlen. Er versteht sie, weil auch er Probleme mit seinem Vater hat. Aber er erlebt keinen Mißbrauch. Er kann auch die ablehnende Haltung seiner Freundin gegenüber den Pornofilmen nicht ganz nachvollziehen. Trotzdem reagiert er, als er merkt, daß Nina Hilfe braucht.

Stiefvater

Der Stiefvater mißbraucht Nina, indem er sie zwingt, mit ihm gemeinsam pornographische Filme anzusehen. Er konfrontiert Nina mit seiner Lust und macht sie damit zum Objekt seiner Bedürfnisse. Ihre Ablehnung beachtet er nicht.

Arbeitsvorschläge

GESPRÄCHE →

- Es gibt lustige Filme, traurige Filme und Filme, die Angst machen.

Stelle deine Lieblingsfilme zusammen.

Arbeit mit einer Fernsehzeitung: Lieblingsfilme heraussuchen, zusammenstellen, Collage machen.

- Welche Filme machen dir angst? Hast du schon mal nach einem Film geträumt? Erinnerst du dich an einen Film, in dem jemand Hilfe brauchte?
- Wo hat Nina versucht Hilfe zu finden?

Wie oft mußte Nina von ihren Erlebnissen erzählen, bis sie Hilfe fand?

- An wen würdest du dich wenden, wenn du Hilfe bräuchtest?

Zähle drei Personen auf.

- Selbst große, starke Mädchen können manchmal hilflos sein.

Hast du schon einmal Hilfe gebraucht?

- Hast du schon mal jemandem geholfen, der Hilfe brauchte?
- Welche Gefühle erlebt Nina in der Geschichte?
- Welche Aufgaben haben Mütter und Väter, auch Stiefväter, gegenüber ihren Kindern?
- Welche Aufgaben haben Kinder in der Familie?
- Gibt eine Höhle, ein Zuhause immer Schutz und Geborgenheit?
- Hast du eine Freundin, einen Freund?

Was vertraust du ihr/ihm an?

Kennt sie/er deine Geheimnisse?

1. Spiel: Hilfe holen.

Mehrere Mädchen schieben mit vereinten Kräften einen Erwachsenen über eine Linie, die auf den Boden gezeichnet ist. Durch den Raum gespanntes Kreppapier zerreißt. (Ziel: Die Mädchen erkennen, daß sie mit Hilfe von Verbündeten Dinge tun können, die sie allein nicht schaffen würden.)

2. „Riesen“ basteln.

Material: Papprollen von Küchenpapier, Zweige, Fotokarton, rotes Buntpapier.
Auf die Papprollen Gesichter malen und die Rollen braun anmalen.
Rote Knubbelnase aus geknülltem Buntpapier aufkleben. Als Haare Zweige in die obere Rollenöffnung stecken. Gliedmaßen aus Fotokarton ausschneiden und ankleben.

3. Rollenspiel: Hilfe suchen.

4. Schwierige Aufgaben mit Hilfe lösen.

Zum Beispiel etwas Schweres heben oder etwas nach einer Bauanleitung zusammenbauen.

5. Einen Riesen auf Packpapier malen.

(Begleitmaterial: Braun, Gisela und Dorothee Wolters 1996)

8. Geschichte
Der Drache mit dem roten Schwanz

Thema: Selbstbewußtsein

Kinder brauchen im täglichen Leben Unterstützung, um ihr Selbstwertgefühl zu entwickeln. Durch Loben und positives Spiegeln müssen wir ihnen das Gefühl vermitteln, im Leben etwas wert zu sein. Dann können sie ein gesundes Selbstvertrauen aufbauen. Sie lernen, Entscheidungen zu treffen, sich abzugrenzen, sich wertzuschätzen. Sie müssen sich selbst akzeptieren und respektieren und anderen mit Respekt und Akzeptanz begegnen.
Dies sind für ein Mädchen die besten Grundlagen, um sich gegen sexuellen Mißbrauch wehren zu können.
Aber je jünger die Mädchen sind, desto leichter können sie Opfer werden, denn die Fähigkeit, sich selbst und andere aus der Distanz zu sehen, ist ein Reifungsprozeß. Trotzdem können wir auch kleinere Mädchen zu starken Persönlichkeiten erziehen, wenn wir sie mit ihren Bedürfnissen ernst nehmen und ihnen ein klares Gefühl für Grenzen vorleben.

Pädagogischer Hintergrund

Diese Geschichte setzt bei den Mädchen bereits einiges an Grundwissen zum Thema sexueller Mißbrauch voraus, und sie greift auf viele der in den vorigen Kapiteln erarbeiteten Erkenntnisse zurück.
Die Wolkenmädchen bemerken, daß der Drache Herr Woso ihre Körpergrenzen nicht achtet. Darüber reden sie miteinander. Sie sprechen auch über die unangenehmen Gefühle, die seine Blicke bei ihnen auslösen. Sie tragen seine verschiedenen Übergriffe zusammen, bewerten seine Berührungen und geben einander Bestätigung für ihr unsicheres Gefühl. Sie zeigen ihm ein deutliches Nein und versuchen sich Hilfe zu holen. Die Wolkenkinder verfallen nicht in Sprachlosigkeit. Sie bleiben handlungsfähig und werden deshalb nicht zu Opfern.
Diese Geschichte bietet ein mögliches Handlungsmuster gegen Irritation, Einsamkeit und Hilflosigkeit bei sexuellem Mißbrauch an. Ein Mißbrauch wird bemerkt, eingeordnet und beendet.

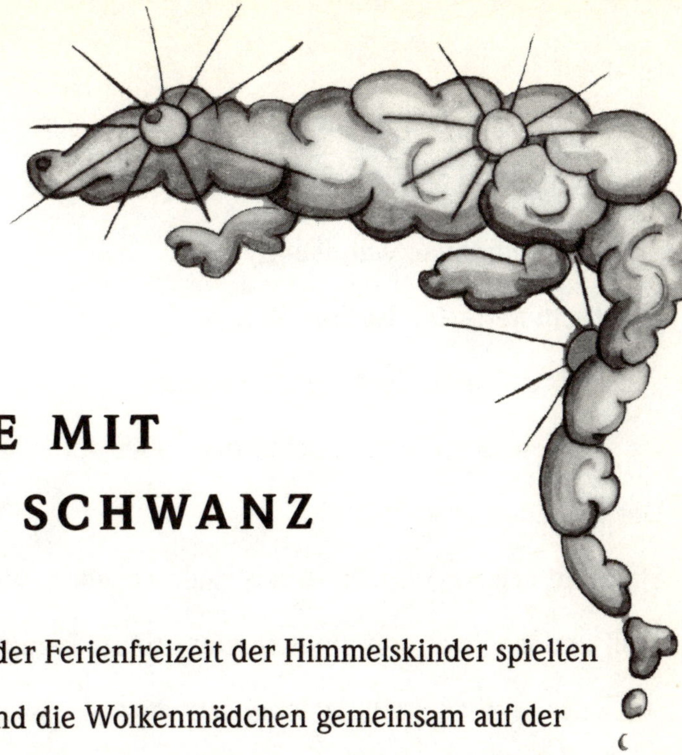

DER DRACHE MIT DEM ROTEN SCHWANZ

Wie jedes Jahr während der Ferienfreizeit der Himmelskinder spielten die Sonnenmädchen und die Wolkenmädchen gemeinsam auf der Milchstraße. Sie wickelten Sonnenstrahlen zu großen Knäueln und formten Wolken zu Figuren. Sie lachten vergnügt, tobten laut herum und dachten sich immer neuen Unsinn aus, um ihre Betreuer zu ärgern. Herrn Woso nannten sie heimlich „den rote Drachen". Frau Wo bliesen sie Wolken ins Gesicht. Frau So wickelten sie in Sonnenstrahlen ein. Doch die beiden lachten nur, Frau Wo blies die Wolken auseinander, und Frau So sortierte die Sonnenfäden.

„Daß ihr aber auch immer solchen Unsinn macht!" schnaubten beide endlich befreit. „Mal sehen, ob wir jetzt noch für euch Schaumpudding kochen!"

„Ach ja, bitte, der Schaumpudding ist doch so lecker!"

„Wir wollen es auch nie wieder tun", bettelten die Sonnen- und Wolkenkinder.

„Wir sind nur noch ganz, ganz lieb", versprach das Sonnenmädchen Helia, doch kreuzte sie dabei die Finger hinter dem Rücken.

Die anderen sahen das und kicherten. Frau So und Frau Wo schüttelten die Köpfe: „Helia, Helia, das glauben wir dir nie. Ausgerechnet du, die doch nur Unsinn im Kopf hat. Aber wir werden trotzdem Schaumpudding für euch kochen."

Die Kinder riefen laut „juchu!“, umarmten sich und machten Luftsprünge. Dann steckten sie die Köpfe zusammen und übertrafen sich dabei, Frau Wo und Frau So zu loben.

„Die sind immer so wahnsinnig nett.“

„Aber am nettesten ist Frau Wo.“

„Das stimmt nicht, Frau So ist netter.“

Da sagte Helia: „Die sind beide nett, aber der rote Drache ist doof!“

Die Mädchen wurden still.

Sie hatten Herrn Woso diesen Namen gegeben, weil er einen Drachenschwanz hatte, der groß und lang war, mit einer runden, roten Schuppe am Ende. Wenn er sich aufregte, wackelte er mit seinem Drachenschwanz, der weit aufragte.

Erst als ein Windstoß kam und die Wolkenmädchen von der Milchstraße fegte, kam wieder Bewegung in die Gruppe. Die Sonnenmädchen eilten hinterher, umschlangen die Wolkenkinder und zogen sie zurück. Nun spielten sie ihr geliebtes Windfangspiel. Sie vergaßen die Zeit und wunderten sich, als Frau Wo sie schon zum Essen rief. Sie schmatzen und schwatzten, und schließlich wurden sie zu Bett geschickt.

Wie immer kamen ihre Betreuerinnen und Betreuer noch einmal zu ihnen und wünschten schöne Träume. Herr Woso nahm sich dazu die meiste Zeit. Er setzte sich an jedes Bett. Er streichelte jedes Kind am Kopf, am Hals, an den Schultern und an den Armen. Dazu erzählte er Streichelgeschichten.

Als er an diesem Abend das Zimmer der Sonnenkinder verließ, sagte Helia zu den andern: „Der spinnt doch wohl. Sagt mal, gefällt euch diese blöde Streichelei und dieses Gesabbel: 'Streicheln ist schön und wichtig‘? Also ich mag das nicht.“

„Ich auch nicht“, sagte die nächste.

„Irgendwie habe ich immer das Gefühl, daß der mich beobachtet“, klagte die Jüngste.

„Der Schwanz macht mir Angst“, ergänzte eine andere.

„Bei mir hat der immer im Po Fieber gemessen, als ich krank war, obwohl ich das gar nicht wollte."
Und eine andere fragte: „Hat er dir auch gesagt, daß du so einen schönen sauberen Po hast?"
„Meint ihr nicht auch, daß der uns absichtlich immer nackig sehen will?" überlegte Helia.
Die Stimmung der Mädchen war nun sehr ernst. Da sagte Helia: „Ich bin mir nicht ganz sicher, aber eigentlich glaube ich, daß das so was wie sexueller Mißbrauch ist, was der mit uns macht. Wir sollten morgen mit den Wolkenkindern darüber reden."
Es dauerte lange, bis die Mädchen an diesem Abend einschliefen. Jedes fühlte Angst, Unsicherheit und Scham.
Am nächsten Tag merkten sie, daß die Wolkenmädchen ihre Gesichter unter ihren Schleiern versteckten und sich nichts zu sagen trauten. „Die haben Angst", meinte Helia. „Bestimmt hat der rote Drache etwas damit zu tun. Aber wir sollten uns das nicht mehr gefallen lassen."
Einige der Sonnenmädchen gingen gemeinsam zu Frau Wo und Frau So und erzählten ihnen von ihren Gefühlen. Die beiden Frauen hörten ihnen mit nachdenklichen Gesichtern zu. Sie versprachen den Kindern, mit Herrn Woso zu reden, doch eigentlich änderte sich nichts. Herr Woso erzählte weiter seine Geschichten und Sachen wie: „Kinder müssen nackig sonnenbaden, um nicht krank zu werden. Kinder müssen nackig wolkenschwimmen, um kräftig zu werden, und Kinder müssen gestreichelt werden, sonst können sie nicht leben."
Doch endlich wollten sich auch die Wolkenmädchen das alles nicht mehr gefallen lassen. Gemeinsam mit den Sonnenkindern bekämpften sie den roten Drachen.
Kam er in ihr Zimmer, um gute Nacht zu sagen, blendeten die Sonnenkinder ihn und

heizten ihm ordentlich ein, so daß er schweißtriefend davonging. Die Wolkenmädchen aber verteilten sich so ihrem Zimmer, daß er vor einer Nebelwand stand, die er nicht durchdringen konnte, und frierend den feuchten Raum verließ.

Über Tag bildeten die Kinder einen Feuerdrachen, sobald Herr Woso kam. Die Wolkenmädchen formten den Drachenkörper und die Sonnenmädchen die daraus ausschlagenden Flammen. So merkte Herr Woso immer deutlicher, daß er bei den Kindern unbeliebt war.

„Diese Helia macht uns große Probleme", erklärte er seinen Kolleginnen. „Sie ist aufmüpfig und großmäulig. Sie stiftet die Kinder nur zu Unsinn an. Mit der werden wir noch Schwierigkeiten bekommen."

Doch die Kolleginnen hörten nicht hin. Für sie war Helia nicht anders als andere Mädchen auch, und so sprachen sie nicht weiter darüber.

Die Ferienfreizeit ging weiter. Die Kinder erlebten viel Spaß und Freude. Sie spielten fangen, fliegen und verstecken. Sie freuten sich auf den Schaumpudding von Frau Wo und Frau So und machten sich gemeinsam gegen Herrn Woso stark.

Nachdem die Mädchen einmal miteinander über die „Spiele" des roten Drachen geredet hatten, sprachen sie immer wieder darüber und bestärkten einander.

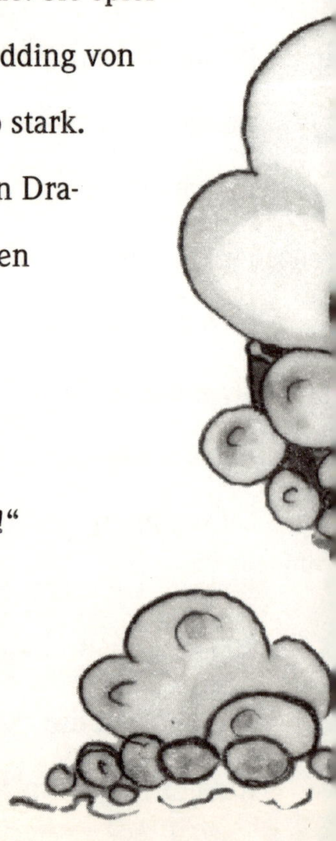

„Mit dem gehe ich nicht mehr in die Sauna!"

„Ich auch nicht."

„Ich lasse meine Hose beim Sonnenbaden und Wolkenschwimmen an!"

„Laß dir von dem kein Fieber mehr im Po messen."

„Wenn der mich blöd ansieht, gehe ich einfach weg."

„Genau!"

„Seine Geschichten kann er sich selber erzählen."

Als die Ferien vorüber waren, gab es ein großes Abschiedsfest mit viel Schaumpudding, vielen Wolken- und Sonnenspielen und einer Rutschpartie über die Milchstraße nach Hause.

Helia erzählte der Sonnenmutter von ihren Erlebnissen, von Frau Wo, Frau So und dem Drachen mit dem roten Schwanz.

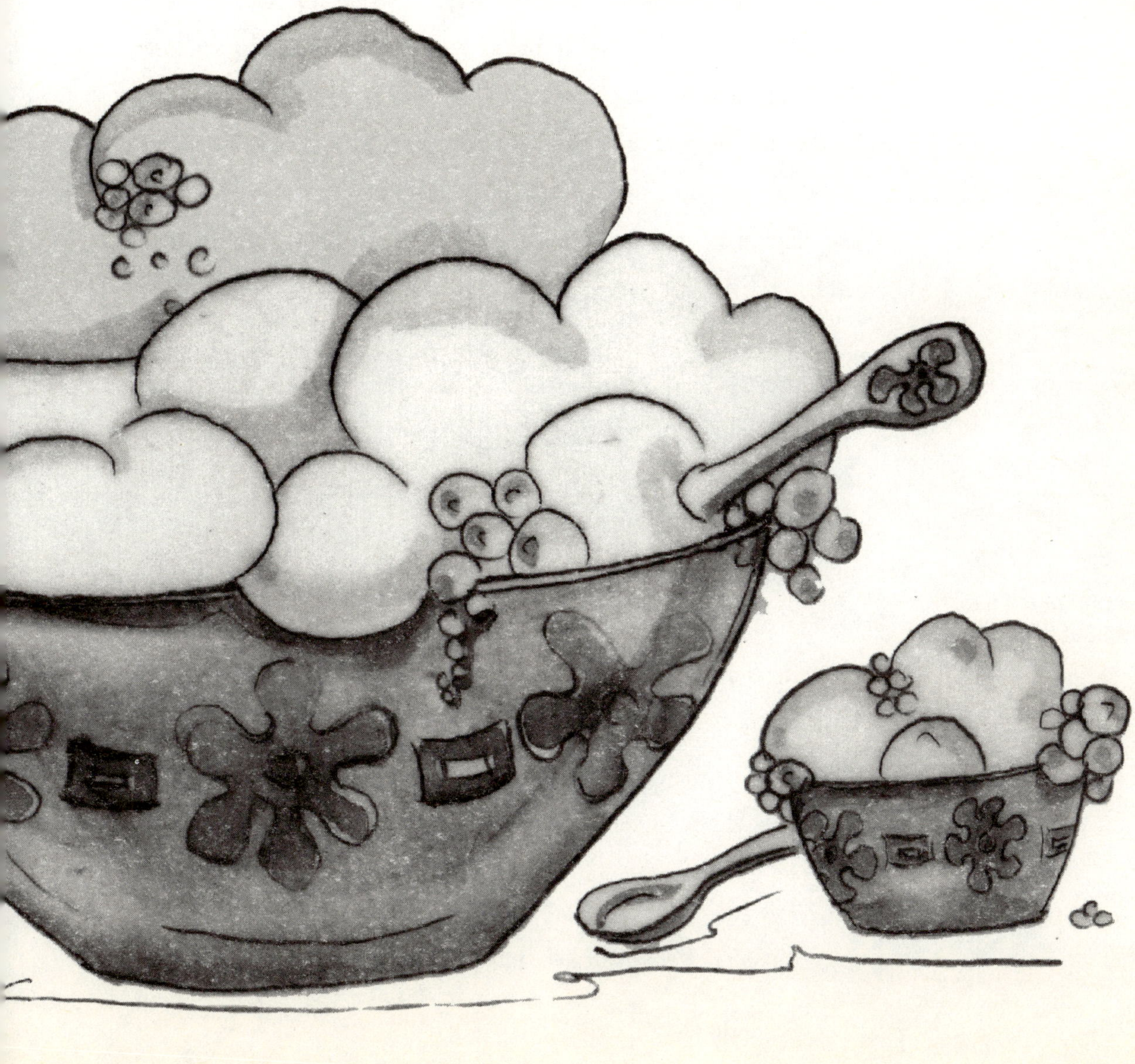

Interpretationshinweise

Über die Figuren des Märchens

Helia →

Helia verkörpert stellvertretend für die anderen Sonnenmädchen die Sonnenseite, das Helle und das Beleuchtende, das Aktive im Leben. Helia sorgt mit ihrem Wissen und ihrer Selbstsicherheit dafür, daß über das mißbräuchliche Verhalten von Herrn Woso gesprochen wird. Sie läßt sich nicht entmutigen. Helia bleibt auf der Sonnenseite des Lebens und läßt sich nicht benutzen. Sie unterstützt mit ihrer Energie die anderen, auch die Wolkenmädchen, die auf der Schattenseite stehen.

Wolkenmädchen: →

Die Wolkenkinder sind passiver als die Sonnenmädchen. Aber mit der Unterstützung der Sonnenmädchen werden auch sie stark und selbstbewußt und können ihre Fähigkeiten nutzen.

Herr Woso, der Drache mit dem roten Schwanz: →

Mit Herrn Woso werden die Kinder mit einem Tätertyp konfrontiert, wie er sehr häufig auftritt. Mißbrauch beginnt oft mit latenten Übergriffen, die in einer besonders freizügigen Moral, in Blicken und verbalen Anspielungen zum Ausdruck kommen. Herr Woso gibt vor, nur das Beste für die Kinder zu wollen. Doch in Wirklichkeit stellt er seine eigenen Bedürfnisse in den Vordergrund und behandelt die Kinder entwertend objektbezogen. Er respektiert ihre Körpergrenzen nicht. Wie bei allen Tätern vermissen wir bei ihm empathisches Verhalten.
Herr Woso erkennt nicht, an daß seine Handlungen Übergriffe darstellen, weil er die Situation nur aus seinem eigenen Blickwinkel sieht.

Frau Wo und Frau So:

Die beiden Betreuerinnen verschließen die Augen vor sexuellem Mißbrauch. Es ist immer wieder schwer, Mißbrauch in der eigenen Umgebung wahrzunehmen, zur Kenntnis zu nehmen und darauf zu reagieren. Auch Frau Wo und Frau So, die den Mädchen sehr zugetan sind, verdrängen das Problem, obwohl die Mädchen sich mit ihren Sorgen hilfesuchend direkt an sie wenden.

Arbeitsvorschläge

Gespräche →

- Hast du schon einmal an einer Ferienfreizeit teilgenommen?

Wie war das?

Was hast du erlebt?

Erlebnisse mit Freizeitleitern, beim Spielen, bei Ausflügen, beim Essen, Art der Unterbringung etc.

- Beschreibe Helia.
- Wie erlebt Helia die Ferienfreizeit?

Was gefällt ihr, was gefällt ihr nicht?

- Was gefällt auch anderen Mädchen nicht?
- Helia ist nicht ganz sicher, aber sie glaubt, daß es sexueller Mißbrauch ist, was Herr Woso mit ihnen macht. Hat Helia recht? Wieso? Was darf Herr Woso nicht mit den Kindern machen? Warum nicht?

Die Übergriffe werden benannt und zusammengetragen. Die Bezeichnung „Übergriff" wird eingeführt und erklärt.

- Warum ist es für die Sonnen- und Wolkenmädchen so schwer, überhaupt zu erkennen, daß der rote Drachen kein lieber, netter Mann ist?
- Viele Mädchen erleben Übergriffe, ohne sie sofort richtig einordnen zu können. Hast du oder hat jemand, den du kennst, schon einmal so etwas erlebt? Magst du davon erzählen?
- Beschreibe, wie die Himmelskinder sich gegen die Übergriffe des roten Drachens wehren.

- Wie hätten die Himmelskinder sich noch helfen können?

Was hättest du an ihrer Stelle getan?

- Kennst du andere Geschichten, die von Mißbrauch handeln?

Erzähle.

Aktivitäten

1. Watte pusten.

2. Verschiedene Drachen basteln oder malen.

3. Feuerdrachen als Fensterbild mit Fingerfarben malen.

4. Burgen bauen.

Eine Burg kann Sicherheit schaffen.

5. Wolken beobachten.

Welche Bilder kann man darin erkennen?

Literatur und Materialien

Pädagogisch-therapeutische Materialien

Folkmanis© Handpuppen

Gefühle & Gesichter/Feelings & Faces Games
Gruppen- und Einzelspiel für das Erlernen der Gefühlssprache

Gefühle & Empfindungen/Poster Paket
Großformatige ausdrucksstarke Bilder für die Gruppenarbeit

Handpuppen „Angst · Scham · Glück · Trauer · Wut"
Einfache Handspielpuppen für die Grundgefühle

Zornziegel© · Wutbrocken© · Wutbröckchen©
Klein-und großformatiges Material zum Ausagieren von Aggressionen

Fachliteratur für Erwachsene

Braun, Gisela
1989: *Ich sag' nein*, Mülheim

Fegert, Jörg und Marion Mebes
1993: *Anatomische Puppen*, Berlin/Ruhnmark

Gil, Eliana
1993: *Die heilende Kraft des Spiels*, Mainz

Hirsch, Matthias
1990: *Realer Inzest*, Berlin

Spiel- und Lernmaterialien mit Begleitbüchern

Fink, Monika und Ralph Schneider
1994: *Bewegen und Entspannen nach Musik*, Mülheim

Friebel, Volker
1995: *Welche Farbe hat die Stille*, Stuttgart

Reichling, Ursula und Dorothee Wolters
1995: *Hallo, wie geht es Dir? – Gefühle ausdrücken lernen*, Mülheim

Schneider, Monika, Ralph Schneider und Dorothee Wolters
1995: *Meditieren mit Kindern*, Mülheim
1996: *Bewegen und Entspannen im Jahreskreis*, Mülheim

Kinderbücher

Aliki
1987: *Gefühle sind wie Farben*, Weinheim

Blattmann, Sonja und Gesine Hansen
1994: *Ich bin doch keine Zuckermaus – Neinsagegeschichten und -lieder* (Buch mit MC), Ruhnmark

Braun, Gisela und Dorothee Wolters
1991: *Das große und das kleine Nein*, Mülheim
1994: *Melanie und Tante Knuddel*, Mülheim
1996: *Familie Schmidt im Riesenland*, Weinheim

Mebes, Marion und Lydia Sandrock
1988: *Kein Küßchen auf Kommando*, Berlin/Ruhnmark
1989: *Kein Anfassen auf Kommando*, Berlin/Ruhnmark

Palmer, Pat und Eva Wagendristel
1993: *Die Maus, das Monster und ich*, Berlin/Ruhnmark

Sexualaufklärung

Fagerström, Grethe und Gunilla Hansson
1977: *Peter, Ida und Minimum*, Ravensburg

Schneider, Sylvia und Birgit Rieger
1995: *Woher die kleinen Kinder kommen*, Ravensburg

Bezugsquelle

Die hier vorgestellten Bücher und Materialien stellen einen kleinen Ausschnitt dar. Viele weitere Informationen finden Sie im gut sortierten Buchhandel.
Wenn Sie weitere Materialien suchen oder mehr lesen wollen, können Sie sich den ausführlich kommentierten Katalog vom Donna Vita Fachhandel schicken lassen:

Donna Vita
Fachhandel für pädagogisch-therapeutische Materialien
Postfach 5 – Post Husby
24973 Ruhnmark
Telefon: (0 46 34) 17 11
Telefax: (0 46 34) 17 02

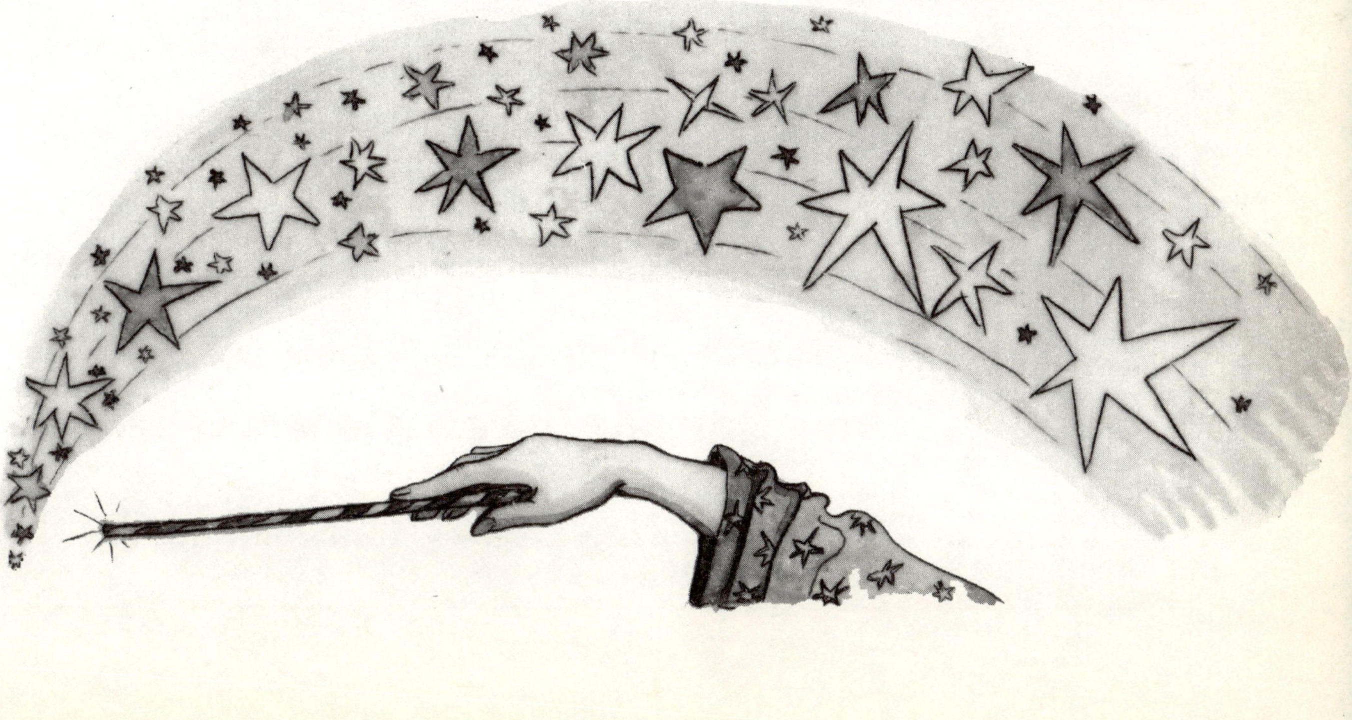